ハーネマン生誕二二五〇周年記念・第五弾
〈ホメオパシー講演録2〉

由井寅子の予防接種と医原病入門

二〇〇五年度　ホメオパシー・キッズトラウマ基礎セミナー録出

ホメオパシー出版

目　次

一・はじめに――予防接種は個人の選択

皆さん、おはようございます。私が由井寅子（ゆい・とらこ）です。

今日のテーマは予防接種ということで、少し深い話になりますので、どうもちょっと話の中身がよくわからないということもあるかもしれない。たとえば、免疫に関する話などになると難しい部分もあります。そういうところは、皆さん方の頭のなかで、何度もかみしめて、そしゃくしていただきたいと思います。ある方などは、「キッズ・トラウマ」のセミナーに五回も来ていただいています。何回か来ることで、自分の頭のなかが整理されて、徐々に深いところも理解できるようになると思います。

それから、こちらではホメオパシーの真髄をしっかりと伝えたいと思っているんですが、聞く方の間口が狭いと、要するに、頭がある程度軟らかくないと、なかなか馴染めないこともあるんですね。たとえばホメオパシーでは、排出するのはいいことだ、熱が出ることはありがたい……というふうに、そういう考え方をするものですから、もうそこで拒絶反応が出て、話が伝わっていかない方が、たまにおられます。でも、その人の時間のなかで、自分のスピードで、ゆっくりと理解していただけたらいいと思うのです。

ところで今日の講演は、予防接種をした方々を責めたてる講演ではないんです。そんなことはどうでもいいんです。そんなことより何より、私たちホメオパスが患者さんを診てその臨床の場でびっくりしたからですよ。いろいろな場面で、結局のところ、誰がというか、何がこの病気をつくっているのかということを突き詰めていくと、予防接種だったというケースが多かったものですから、そういった現実を、ここで皆さんとシェアしたいなと思っているんです。

ですから、ここですでに予防接種をなさっている皆さんをとがめたり、責め立てたり、予防接種をしないようにと説得するための講演ではないということを、まず頭に入れてください。何を信じるかは皆さんの自由です。たとえば、仏教を信じている人に、ここで突然イスラム教を信じなさいと言っても、そんなことは実際に難しいですよね。

❋まず、事実を知ってもらうために

やはり、あなたの信念というものがあるんですよ。あなたには、あなたが正しいと信じるものがあるんですよ。そのあなたが正しいと信じるものが、体に染みついてしまっているという部分もある。そういうものを無理矢理ここで変えることはできませんよ。ただ、事実を事実としてお話ししていきます。そこで今日、私の講演を聴かれて、何だか心をかき乱されて苦しいという人はすごくめっけものです。すべて、そこから始まるわけですよね。誰でも、最初は何も知らないわけですから。やはり、予防接種はとてもよいものとして頭にあるわけです。現代医学の勝利の象徴としてあるんですね。今日までね。

しかし現実には、私たちホメオパスが、日本の子供たちや大人たちを診るときに、予防接種用のレメディーを与えないことには治らないケースがとても多かったという事実を伝えたいのです。その事実を、誰よりもいちばん最初に、日本国民に伝えたいのです。国に伝えるというよりも、国民の皆さんに伝えたいですね。もちろん、国にも伝えていきます。

今は、予防接種は義務ではありません。あなた方の選択のなかにあるわけですから、もう少し賢くなられて、いろいろ知ったうえでどうするかを決めていったらいいと思うわけです。国民一人ひとりがしっかりと考えて選択する。やっぱりポリオは怖いから、ポリオの予防接種だけはするというのでも、それはあなたの選択ですから、それでよいと思うのです。すると決めたら罪悪感をもたないことです。

それで私たちは、私たちが経験して真実だと思う情報を皆さんに提供したいと思います。でも、そうすると予防接種を否定することになってしまうわけです。初めから国の制度とか、公的に推奨しているものを否定するのは、結構たいへんなんですね。とてもじゃないけれど、勇気をもたないとできない。でも私は、日本の現実をみたとき、どうしてもこれは言わざるをえないなと思ったんですよ。実に九五パーセントの国民が予防接種を受ける国なんですよ、この国は。世界的には、平均で五〇~五五パーセント程度です。世界の予防接種率はそんなものです。

＊ヨーロッパと全く違う現実

私が九年か十年前に日本に来て、私の出したレメディーでなかなか治癒していかないという現実を突きつけられたときには、すごく苦しかったですよ。とても悩みました。それから、いったい何が原因だろうと探して、やっと原因を探り当てたわけです。治癒を妨げている何かがあるということ。それは、今の現代医学の治療や予防と関係していることがだんだんわかってきた。これは臨床における試行錯誤のなかで、だんだんと確信に変わっていったんです。

そこで、あらためて日本の国民が薬剤に対して使うお金が相当に大きい額だということ、医療費に占める薬剤費の割合が非常に高いというのがよくわかってきた。また、ステロイド剤の乱用とか、予防接種の接種率が九五パーセントであるということ、ほとんどの子供が受けているということですね、それもリピートして。こういうことがわかってきて、どうやらこれらのことと日本の患者がなかなか治癒していかないことが関係あるということが明確になってきた。

それと同時に、どうしたらこの医原病＊のふたをとることができるかということにずっと取り組んできたわけです。最初は手探り状態でしたから、医原病治療を確立するまで五年かかりましたね。そして、医原病治療をすることによって大きな手応えがあって、これは私が思っている以上に、今のいろいろな病気というものが、予防接種や薬剤、不自然な治療から生じてきていることがだんだんわかってきた。しまいには、現代の複雑な病気のほとんどがここからきているのではないかとさえ思うようになってきたわけです。

＊医原病…医療行為（現代医学に基づく治療、たとえば、薬剤投与、放射線、手術などによる治療や予防接種など）あるいは、市販の医薬品・医薬部外品が原因で新たにつくられる病気のこと。

でも実際のところ、こういうふうに皆がみな予防接種をしたり、薬剤を多量に消費する国民は世界でも類をみないわけですよ。たとえば、こういう事実もあります。二〇〇四年において、タミフルという名前の薬剤、これは二〇〇一年に保険適用になった抗インフルエンザウイルス剤で、すなわちインフルエンザウイルスの増殖を抑えるといわれているものですが、世界全体で販売されるタミフルの五〇パーセントが、日本国内で消費されてしまっているわけです。これはすごいことですよ。

日本人の国民性が真面目で従順であるというのは、たしかにいい面もあるけれども、もっと調べなければいけないのではないですか。自分や子供の健康にかかわることなんですから……。本当に、これは何であるのかということを、裏の裏まで全部みて、しっかり理解することが大切だ。それで、自分が納得してはじめて使わなければいけない。使えるものなら使うもよし。もし使えないものなら、みんなでボイコットしなければいけない。

ヨーロッパの方々なんて、何かをしろと言ったって、絶対に素直にはしませんからね。それは彼らのよいところでもあり、悪いところでもあります。悪いほうでいえば、まとめようと思ってもいろいろな意見を言って収拾がつかないというのもありますよね。しかし、よいところは、簡単には指導者やナントカ業者に騙されないという面もある。まあ、皆さんにもご自分の意見があるでしょうから、いろいろ勉強されて、自分の意見をもたれて、予防接種にも対応されたらいいなと思います。

二. 症例からみる予防接種と薬剤の健康被害

ではまず症例を見てみましょう。あくまで、私たちホメオパスが担当した、あるいは現在も担当している、ほんの一部のケースです。ホメオパシーの成果というものは、皮膚症状を写真に撮るといちばんわかりやすいですね。ひどい状態のときと治ってつるつるになったときの写真を見比べると一目瞭然です*。

*講演会にてプロジェクタで映した各症例の生々しい写真は、紙面の関係で割愛しました。また直接、講演会においでいただければと思います。

＊症例一　アトピー性皮膚炎とＤＰＴ、ＢＣＧ、麻疹（はしか）の予防接種

もともと小さく生まれている子で、全身アトピー性皮膚炎です。その子供を約二年半、私は担当していたんです。しかし、二年半も担当していろいろやったんだけれど、私の出すレメディーで治っていかないんですよ。もちろんＢＣＧやＤＰＴ（三種混合）用のレメディーも出しました。それでも、全然治癒しなかったんです。

経験上、この子供は少し変わっているなと思いまして、もう一回、その子の予防接種歴をお母さんに聞いていったんです。それでよくよく聞いたところ、この方は在日の方で、韓国籍の方なんですけれど、韓国では予防接種を、生後三か月半の時点で一気にやってしまうというわけ。ＤＰＴ、ＢＣＧ、麻疹の予防接種を一気にすませるんですね。私は、日本ではそんなことはないと思ってましたから、ＤＰＴ単体でレメディーを出しているわけですよ、単体でですね。でも、相手は単体ではなかったんです。予防接種自体が単体ではなくて混合になっている。

その子のお母さんから聞いて、「いや先生、これは一緒にやるんですよ、韓国では」と言

われて、私も「えっ！」と思ってね。それで今度はＤＰＴ用、ＢＣＧ用、麻疹用のレメディーを一緒にして出したんですよ。それから約半年かかって、もう肌がつるつるになりました。本当によかったです。でも、時間がかかりました。でも、すっかりつるつるになって、今はもう元気でやっています。

❋症例二　とびひと抗生物質

次はとびひのケースです。この子は妊娠八か月で生まれてしまった子です。それで出産は帝王切開になってしまいまして、山ほどの抗生物質が入っているんです。

どのレメディーを使ってもだめでした。結局、この子に与えたのは抗生物質用のレメディーです。ペニシライナムとニタック（ニトリカム・アシダム）というレメディーです。これは潰瘍ができて発疹ができるというものですが、それを混合にして与えました。それですっかり治っていったわけです。

ところで、ニタックをとっていぼが出てきたときの写真をお見せします。びっくりしますね。

＊上の写真がニタックをとった後に出てきたいぼ。下の写真がいぼがきれいにとれた後。

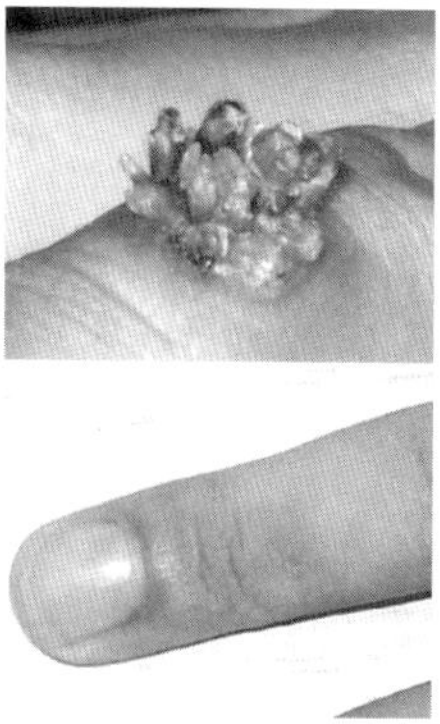

このように、抗生物質が体にたまりにたまってたまりぬくと、とびひになって押し出そうとします。あるいは、抗生物質を排泄する力がついた段階で、とびひになって外に出そうとします。

実は、私は娘を帝王切開で産んだんです。四千グラム近くあったことと、私自身のトラウマがもともと癒されていないこともあって、産みきれなかったわけですけれど。娘はその後、英国から日本に来て、この湿気によって触発されたんですね。六歳と七歳のときに、もう花が咲いたようにとびひが出ました。そのときは約一か月間、出っぱなしです。

私が温泉場に連れて行くと、「お母さん、みんながじろじろ見ていやだ」と言う。たしかに「この子汚いわ」とか、みんなに言われたんですけれども、それでも彼女は隠れ隠れ、温泉に入っていました。学校に行くと、何だか白い紙をぺたぺた体中に張られて、おまじないみたいのをみんなに張られたみたいになっていましたけれど……。その一か月の間、どんどん出し切って、一か月後にはすっかりきれいになりました。そうして次の年の夏も同じようにとびひになったんですね。そして同じような経過をたどって、それから以降は、全く出なくなりました。

ですから、ふた夏で抗生物質を全部出し切ったわけです。とびひは抗生物質が溜まると出てきますよ。でも、大事ですよ、皆さん。お子さんの体から、しっかり抗生物質を出してください。まあ、レメディーとってもとびひは一か月はかかりますよ、治るのに。

そういうとき、学校からは、学校へ来ないでくれと言われます。とびひというのは、ほかの子供にうつったり、体のあちこちに広がるので「とびひ」と呼ぶんですけど、子供が健康だったらうつることはないんですね。とびひの子供は排泄の必要があって出していて、もしうつるようなら、排泄の必要があるということだから、本当は、とびひになったほうがその子のためなんですよ。でもそんなことは学校に言えませんからね。

最近は、抗生物質に耐性のＭＲＳＡによるとびひが増えて、抗生物質による治療がうまくいかないことが多いと聞きます。これはＭＲＳＡが悪いんじゃないですよ。排泄する土壌があるからそういうものが生まれてくるし、とびひにして浄化してくれているんです。耐性細菌は、ありがたいですね。

＊とびひ…正式名称は伝染性膿痂疹。黄色ブドウ球菌、または溶連菌（Ａ群β溶血性連鎖球菌）が皮膚に感染して発症する。多くは、黄色ブドウ球菌によるが、最近はメチシリン耐性黄色ブドウ球菌（ＭＲＳＡ）によるとびひが増えている。アトピー性皮膚炎の患者に発症しやすい傾向がある。

＊症例三　アトピー性皮膚炎と塩酸リトドリン、コルチゾン、亜鉛華軟膏

次の症例です。アトピー性皮膚炎の子供です。顔にもいっぱいアトピーが出ていて、もうかゆいかゆい状態でした。その子がおなかにいるとき、お母さんが塩酸リトドリンという子宮の収縮を抑える薬剤、張り止めの薬ですね、それを使いました。これは早産や流産を防ぐために使われるものですが、妊娠中に子供がおりかけていたので、この薬剤を使って止めなければならなかったわけです。

このように、妊娠中に薬剤が介入しますと、特にホルモン剤が介入しますと、子供はこのようになるケースがとても多いです。そして、私のところに来られて、こういう状態でホメオパシー治療を開始したわけです。私はこの子にレメディーのコーチゾンとジンク(ジンカム・メタリカム)を出しました。なぜなら、子供のアトピーを治そうとして、親が必死にステロイド軟膏や亜鉛華軟膏を塗っていたからです。ですから、まず副腎皮質ホルモン用のコーチゾンというレメディーを、亜鉛華軟膏用のジンクというレメディーと混合にして出したわけです。どんどんレメディーを出しまして、約半年たって、すっかり肌がき

れいになって治ったんですよ。

ということは、コーチゾンとジンクのレメディーは、塩酸リトドリンも排出したということです。どういうことかというと、もともと塩酸リトドリンの害でアトピーが出ていたわけですけど、そのうえに、ステロイド剤、すなわち副腎皮質ホルモン剤の軟膏や亜鉛華軟膏も塗ったわけですよ。それで最初に、ステロイド剤用のコーチゾンと亜鉛華軟膏用のジンクを出したんですね。それしか出していない。塩酸リトドリン用のレメディーは出していない。にもかかわらず、肌がこんなにきれいになって、アトピーが治ってしまったわけです。

最終的に何を言いたいかというと、塩酸リトドリンよりステロイドのほうが恐ろしいということです。病気にも親分・子分があるように、薬剤にも親分・子分があるということがわかってきた。病気の親分・子分は、たとえば、麻疹（はしか）と三日はしかは親分・子分の関係で、三日はしかは麻疹にのみ込まれるわけですよ。キニーネ中毒とマラリアは、どちらも周期的な微熱を出し、ぬらぬらした汗をかきますが、この両者は親分・子分の関係で、キニーネ中毒のほうがマラリアより強く、キニーネ中毒になるとマラリアにかかることができません。そのように病気には、親分と子分があって、親分のレメディーを出せば子分の病気も治ってしまうわけです。本来ならば、塩酸リトドリン用のレメディーを出さなければ完治しないはずなんですね。でも、実際にはこのように治ってしまったわけですよ。ということは、コルチゾンと塩酸リトドリンは親分・子分の関係で、コルチゾンが親分だったということです。

＊症例四・頬が真っ赤になった赤ん坊とＢＣＧ

助産師ホメオパスの鴫原先生がとりあげた赤ん坊の症例です。最初はすごく元気な子だったのに、生後四か月たったときに、頬が真っ赤っかになったわけです。かゆくて、汁も出るから、子供はこするわけです。それで、お母さんは困ってしまった。私は「四か月になる少し前に、何かしましたか」と聞いたわけです。そうしたら、ＢＣＧの予防接種を打ってたんです。生後三か月半でＢＣＧを打っているわけですね。当然私は、そのＢＣＧが原因ではないかと考えました。ＢＣＧで発疹が出る可能性があることを、ホメオパスは経験的に知っていますから。

それで鳴原先生がＢＣＧ用のレメディーを一Ｍというポーテンシー、これは、二〇〇Ｃよりずっと高いポーテンシーなんですけど、それを一粒だけ与えたわけです。最初は、スパジリック・ビーTuクリームだけでいい線いったんですけど、根治には至らなかったわけです。それでＢＣＧ用のレメディーを出したら、つるつるに治ったわけですよ。レメディーをとってすぐに一足飛びにきれいになったですね。というのは、原因が何か、何が子供の頬を真っ赤にしたか、その原因がわかれば、その原因と同種のレメディーを与えることによって、一足飛びに治るんですよ。

＊症例五　草負けによる蕁麻疹とインフルエンザ、ＢＣＧ

次の症例は、やはりＢＣＧの予防接種に関するケース。突然、草負けしたんですね。草負けになって、草にかぶれて全身に蕁麻疹が出たわけです。さらに、偏頭痛も出るということでした。ずっと薬剤を使って症状を抑えていたんですけれど、その後、すごくきついインフルエンザにかかってしまったわけです。

実はインフルエンザのレメディーというのがありまして、インフルエンザ〇三というのがあります。この二〇〇三年度版のインフルエンザのレメディーをとっていくと、インフルエンザの症状はどんどんよくなったのですが、同時に、とびひ状の皮膚発疹とヘルペスが出てきたわけです。いわゆる好転反応ですね。それで、もうかゆくてかゆくてしょうがない。それが周りに広がるわけですよ。右腕ははれ上がって、腕を上げることもできない状態になって。またそこが、ずきずきと痛むわけです。耳たぶもとても痛い。この時期が患者が最もつらいときです。でも体は体毒を出そうとして頑張っているときなんです。

この状態だと、まずホメオパスはメザリュームというレメディーを出すんです。それで、担当していたホメオパスも、とにかくそのレメディーを与えたんです。ところが全然だめで、メザリュームは効かなかった。このホメオパスは、「由井先生、私は困った。どうやっても、黄色い汁が出て、全く治る様子がない。全身にどんどん広がっているし……」と訴えてきたんです。私は、そういう場面でホメオパスから依頼を受けると監修や指導などをしているわけですが、発疹や汁の出方から、これは原因がＢＣＧだとわかっていましたから、その人に聞いてみなさいとアドバイスした。もしかして、ＢＣＧを何度も接種したのじゃないか、陽転にならずに……。それで、ＢＣＧを打ってから調子が悪くなったかどうかを聞いたら、その通りだったんですよ。ああ、やっぱりなと、私は思いました。

それで、ＢＣＧ用のレメディーを、水ポーテンシーにして毎日とり続けさせたわけですよ。そうやってレメディーをとり続けた結果、治りましたね。私がＢＣＧ用のレメディーをとりなさいと指示してから、水疱が出てきて、真っ黄色の膿が出たわけです。背中一面にぶつぶつが出て、特にＢＣＧを打った腕のほうから膿が出て、黄色いガラスの破片のように一面にくっついていました。これは、ＢＣＧの予防接種によってつくられた膿を体から排出しているわけです。

❋症例六　アトピー性皮膚炎とステロイド剤

次の症例です。生まれつき全身に発疹がある子です。その子のお母さんが、アトピー性皮膚炎と喘息があって、約三〇年以上もステロイドの吸入剤を使い、それからステロイド軟膏も使い続けて、子供を産んだわけです。だから、産まれた子供はどうしてもこうなってしまう。でも、幸い子供は予防接種をせずに、私のところに来てくれました。お母さんが私にかかり、六か月でアトピーが治ったこともあり、自然でやろうと思ってくれたのです。私はこの子供に、コルチゾンとヒスタミンとカンジダ用のレメディーを一緒にして出したわけです。

コルチゾンの入ったステロイド軟膏というのは、塗るとカンジダがはびこるんですよ。これは私の臨床経験から間違いありません。それで炎症が起きやすくなるんです。このケースは、本当にたいへんだった。これはなぜかというと、コルチゾンマヤズムがすでにでき上がって生まれてきているからです。三〇年以上のコルチゾンを、母親が体外にしっかり排泄することなく、自分の体のなかにあるまま子供を産んでいるので、この子はコルチゾンマヤズムになってしまっていた。

普通は、私がアトピーの子供をやると三か月程度でぽんと治るんだけれど、この子の場合は九か月以上かかったですね。今も私が担当していますけれど、このお子さんはとても元気になっています。それで、子供のお母さんのほうですね。お母さんのほうが早くよくなっているわけですね。彼女にもコルチゾン、ヒスタミン、カンジダ用のレメディーを一緒にして出したんです。だから、子供の場合と同じものです。どんどん続けましたら、全身に発疹を出して、首のところに直径八センチメートル、高さ一センチメートルの巨大なできものをつくり、その中心から血膿がドロリドロリと四日間ほど出ました。そして一か月かけてきれいになっていった。血膿がどんどん出て、膿をいっぱい出して、治っていったんですね。

彼女は、それから約五か月後に結婚式を挙げたんです。とってもかわいいんですよ、彼女。きれいな顔だった。このご夫婦は、子供を産んでから結婚式をしたわけですが、肌もきれいになり、ウェディングドレス姿の写真を見て本当にアトピーが治ってよかったなあと思いました。おめでとうございますという感じです。

＊症例七　カンジダ、掌蹠膿疱症(しょうせきのうほうしょう)と抗生物質、ステロイド剤、天然痘の予防接種

次のケースです。カンジダと掌蹠膿疱症の方です。掌蹠膿疱症というのは、とても痛いんですよ。これは難病ですよ、じゅくじゅくと汁が出て。私はこの方に、カンジダと抗生物質用のレメディーを、一緒にして与えました。この方は、足の裏から汁がいっぱい出て、歩くときも「痛い痛い」と言いながら、やっとホメオパシーセンターまで来たわけですね。鼠径リンパまではらして。この方は若いころから、皮膚湿疹や水虫を軟膏や薬剤で抑えていました。

二週間、カンジダと抗生物質用のレメディーをとった。すると、たった二週間で汁の滴りも水疱もなくなり、体調も一気によくなりました。ホメオパシーって、本当にすごいね。いったい誰がこんな病気をつくっているんでしょうか？　それは抗生物質であり、ステロイド剤でした。そして、カンジダを生じさせてしまったのはコルチゾンでした。最近は、ほんのちょっと皮がむけているくらいで、きれいになりました。最終的に与えたのは、天然痘用のレメディーです。これでどうにかしっかり治癒しました。とてもよく効いたそう

です。皮膚湿疹を起こさせるおおもととなった原因は、何をかくそうというか、おそらく天然痘を予防するといわれている種痘の予防接種だったのですから、残念ですよね。

彼女いわく、「脳のなかにたまっていたコルチゾンだとか抗生物質が、トロッと溶け出した」と言うんです。そういう言い方を、この方はしたんですね。「あー、いろんな薬が脳にたまってたんだな」と思ったそうです。「すごく頭がすっきりした」とも言っていました。

＊症例八　アトピー性皮膚炎とステロイド剤

次のアトピーのケースですが、私はこの方を約五年間、担当しました。なかなか治癒していかず、手ごわかったです。この方は生まれてからずっと三六歳までアトピーと喘息で、コルチゾンのとりっぱなし……。

それで、コルチゾンのためのレメディーを出したとき、全身に発疹を出し、薬指の付け根がすっかり腫れ上がって、その中に白い膿が直径二センチメートルにもなって、盛り上がっていました。しかも四〇度の熱が十日間も続きました。

そのとき私は、「病院に行ってもいいよ」って、そう言ったんです。「ステロイド剤をもう一回塗ってもいいよ」と。そんなにしんどいんだったら、もう一回ステロイド剤を塗りなって……。そうしたら、彼女は「今までの私は何だったんですか？」と言った。そして、「こんなに苦しんできたんだから、我慢する」と、「私は絶対、我慢する」と言ったんですよ。

でも、体のほうの発疹はどんどん消えていきましたが、薬指の膿のはれはそのままでしたので、私は、「まだまだこういう状態じゃ、破裂しないよ」とアドバイスしました。とにかく、盛り上がっているところが破裂しないと、膿が出ないわけだから。自力で破裂しなければいけないんですよ、それも……、メスで切るんじゃなくて。彼女はそれから三日間かけて、やっと破裂したんです。

もう、すごい勢いで膿がどろどろ出てきたわけです。そうして、膿の排泄とともに、高熱はスーッと下がり、それと同時に皮膚はみるみるうちに治っていったのです。その二週間、彼女は死に物狂いでしたよ。私のところに、彼女から毎日電話がかかってくるんです。それはそうですよ、苦しいからね。それで、電話口で「私は何の因果でこうなったのか?」と言うんですよ。苦しかったんですよね。

ステロイド剤を、副腎皮質ホルモンの薬剤をとらなければ、こうまでひどくならないんだけど……。彼女は全身で熱を出して、膿を出して、血膿を出して、治っていったのですね。この人は全身から膿が出て、一日にタオルを三回以上、シーツも三回以上、ひっきりなしに取り替えないと、血膿で汚れてしまったわけです。私はそのときに、彼女に全身写真を撮ってくれと頼んだのです。なぜなら、私はそれを持って国会に行くからって……。簡単にコルチゾンを出しているけれど、すぐに処方できるようにしているけれど、このように苦しんでいる人が多くいるんですよって、陳情したいと思いました。もう日本全国に、限りなくいるんですよ、みんなつらくて泣いているんですよ。私たちホメオパスもつらいんです。

苦しんでいる人たちは「由井先生、私が何をしたんだろう」と泣くんですよ。それで、私たちホメオパスは、こんなに簡単にステロイド剤を出していいのだろうかと思うわけよね。だから、その全身写真を、体中から血膿が出ている写真を国会に持っていって、みんなに突きつけると言ったんです。でも撮らないんですよ、全身は。顔はとてもじゃないけど撮れません。ずっと自分をみじめに思っているから、できないんですね。やっと手と足のところだけ撮ってくれるわけです。でも、とにかく、私の出したレメディーがヒットしまして、すっかりきれいになったわけです。よかったです。

ちなみに、なぜ薬指だけにいっぱい膿をためたんだろうかと考え、ひょっとしたら、彼女は、コルチゾンクリームを薬指で塗っていたんじゃなかろうかと思い、聞いてみたんですね。そうしたら、まさしくそのとおりだったわけです。だから、薬指の付け根にいちばんコルチゾンクリームがたまっていたので、治るのもいちばん最後になったというわけです。

❋症例から読み取れるものは？

まあ、ここまで挙げた症例は、本当に氷山の一角です。こういう患者さんが、おびただしい数の患者さんが、これまで私のところに来ました。私のところには、ステロイド歴三〇年クラスの人たちが回ってきますので……。それでも私は、どうにか治してきましたからね。目に見える皮膚疾患の写真でしか訴えることはできませんから……。ほかにも自己免疫疾患の方々や自閉症などいろいろな方が来ています。

普通、そこまでいくと、ホメオパスといえどもなかなか治せないんですよ。でも私は、ある意味では、薬害の犠牲者のため、現代医療の掃きだめみたいなところで、ホメオパスとして必死にやっていかなければならない立場ですので、使命感をもってやっているわけです。

とにかく繰り返しますけれども、日本人のステロイド剤の使い方は異常といえるレベルでして、世界に全く例がないくらい大量に使っている。また、義務ではない予防接種も、ほとんどみんなが受けているのが実情です。それは、正確な情報をもって自分の頭で判断した結果ではなく、何となく周りを気にして、自主性のない態度で、自分の健康を人任せにして臨んでいるということもあるかもしれない。まあここで一度まとめをすると、そんなところでしょうか。

本当に医原病がなければ、ケントのクラシカルアプローチの、その人の根本レメディーを一粒与えるというやり方で、それなりによくなるわけです。だけど、今の日本人は、予防接種や解熱剤、抗生剤、抗菌剤、抗ウイルス剤、抗炎症剤、抗ヒスタミン剤、抗アレルギー剤、抗鬱剤などの抗××剤やホルモン剤（ステロイド剤）などによる抑圧に次ぐ抑圧で、バイタルフォースが複雑になってしまっている患者さんがほんとうに多く、そういう患者さんは、残念ですけどクラシカルアプローチでは治っていきません。

三．予防接種総論

＊予防接種法改正前後

さて、予防接種の本論に入りましょう。一九九四（平成六）年に、予防接種法が改正されて、今の新しい予防接種法になりました。BCG以外の予防接種については、この予防接種法という法律で決められています。それで簡単にいうと、法律が大きく改正されたわけです。でも、皆さんはあまり知らなかったみたいで……。私はイギリスにいたのですけど、よく知っています。日本では予防接種法が改正されたと、向こうでも知っていました。

それまでの法律では、接種は義務だったわけです。誰もが予防接種をしないといけない。もっと昔、明治四二年に制定された種痘法では、予防接種をしなかったら、当時のお金で「十円以下の罰金」を支払わなければならないとなっていました。当時の小学校教諭の初任給が八円ですから、今でいうと、十万円以上の罰金があったわけです。しかも、予防接種は警官が立会いで実施されたというから、すごいですよね。日本という国は、何かやるとなると必死だ。もちろん、よかれと思ってそうしたんでしょうけど。

とにかく、昭和五十一年の法改正まで罰則規定が残っていたんですね。それから、一九九四年に、やっと予防接種法が大改正されて、義務接種から勧奨接種（努力義務）に変更されました。あくまでも接種するように勧める、強制はしない。嫌ならしなくてもいいんだよと、そういうことになったわけですね。それでもまだ、条文には「努めなければならない」なんて書いてありますけど……。

ちなみにＢＣＧ、すなわち結核の予防接種でも、強制はされていません。ＢＣＧの接種は結核予防法で定められていますが、ＢＣＧに関する規定は予防接種法に準じていますから、あくまでも法律上、「予防接種を受けるよう努めなければならない」ということです。

それで、ＢＣＧのほうでは、二〇〇五年四月から改正法が施行されて、検診の対象年齢が変更になったり、ツベルクリン反応検査が廃止されたりしています。お母さん方も、あとで確認したほうがいいですよ。

❋予防接種法改正理由――MMRによる無菌性髄膜炎の多発

　しかしなぜ、かつて強制されていた予防接種が義務ではなくなったのだろう。なぜ、予防接種法や結核予防法は改正されたのだろう？　こういうところは、きちんと本当のところを知っていないと、実際何もわかりませんよ。

　一九八九年の四月に導入された「新三種混合ワクチン」のことを、略してMMRと呼びますけど、実はMMRは恐ろしい被害をもたらしました。この三種混合ワクチンは、麻疹(はしか)、おたふくかぜ、風疹の三つの混合ワクチンですが、このワクチン接種によって、無菌性髄膜炎が多発したんですね。そして、てんかん、脳性麻痺、知的障害などの深刻な副作用が頻発したんです。そして亡くなった方もいる……。

　それで結局、国は被害者からどんどん訴えられたわけです。MMRの予防接種をしたせいで、健康被害を受けたということです。これではいけないと、自分たちが予防接種を強制すると、要するに国が義務として強制していると、国が責任をとらなければならなくなるので、じゃあ努力規定にしようということになったと思うんですよ。賢いですよね。

＊世間が怖くて予防接種？

でも、制度が勧奨接種、すなわち努力規定になったのにもかかわらず、県をあげて、保健所をあげて、学校をあげて予防接種をやらせようとするわけです、実際のところは。もう、教職員組合まで巻き込んで、賛成と反対に分かれて……、たいへんだ。そういう現実があったわけです。もちろん、多くのお医者さん方は、予防接種はいいものだと信じていますから率先して勧めるわけです。だから、予防接種を自分の子供に受けさせたくないなと思っても、いろいろあって、受けざるを得ない状況なんですね。

私なんか子供のころ、注射が大嫌いで、もちろん、病院なんか行かないんですけれど、貧乏で行けなかったということもありますが、予防接種だけは、どうしても打たなければならなくてたいへんでした。予防接種が嫌で学校を逃げ出したんです。そしたら学校の先生が追いかけてきて、とうとう捕まったんです。それで学校に引きずり戻されて、私も必死で抵抗していたんですけど、うつぶせのまま腕を押さえつけられて、その格好で注射させられたんですね。なんかカルト教団の儀式みたいですが、本当の話なんですよ。この執念はどこからくるのかと思います。予防接種を受けない者は非国民だ、そういう感じがありましたね。

それで、こういう情況のなかでは、結局は「個人の信念で予防接種をやるのやらないのというのは、いったい何事か！」と、反対派は責め立てられるわけですよ。もう「世間に迷惑をかける気か！」という感じだ。

日本には、「世間」という概念があるんですよね。世間様がとか、お天道様がとか、いつも言われる。女が木に登ってはいけないよ。それに世間では、みんなが予防接種をしているのだから、自分だけしないというわけにはいかないよ……。すべてこんな感じで、世間が何でも責め立てるから、日本では自殺してしまう人が多いわけだ。

❋ほかの国にはない「世間」

宮崎勤さんていましたね、連続幼女殺人犯で、今も刑務所にいるのかな。彼のお父さんは、多摩川に身投げして死んだわけですよ。「お前の息子が、お前の息子が……」と、みんなが後ろ指を指したわけです。要するに、お父さんは世間に負けた。

こういう、日本の世間という概念は、英語でうまく訳すことができない。公（おおやけ）というのはパブリックだよね。しいて和英辞典で調べると、「ザ・ワールド（the world）」なんて書いてある。でも、ニュアンスが全く違うわけ。どうしても、この「ザ・ワールド」は「世間様」ではなくて、いわゆる「世の中」だからね。こういうことで、英語では「世間様」という日本語を、そのままのニュアンスで訳すことができないんですよ。まあ早い話、日本以外では「世間様」なんて概念はないからだね。

だから、周りで「世間の人たちはみんなそうしているんだから……、世間様に笑われるよ」と責め立てるわけですよ、誰か異端者がいるとね。これを利用して、地域の各団体が予防接種を勧めているわけです。予防接種をしないと言われるわけですよ、いろいろと。

「うちの子は未熟児で生まれたから、子供のかかる病気になったらたいへんなことになる」、「集団に入るのだから、やらないと。あなたの信念で予防接種をしないのは、わがままではないか」と今度は子供たちの親から責め立てられるのです。「うちの子が感染症で死んだら、子供に予防接種をしないあなたの責任ですよ」と言われるわけですよ。

＊子供のかかる病気の役割

さて、皆さん。結論からいうと、子供のかかる病気というのは、子供のときにかかったほうが元気になるんです。ただし、しっかりかかった場合であって、途中で症状を抑圧したりすると、予防接種をしたときのように慢性化してしまう可能性があるんです。これについては、これから話のなかで詳しく説明します。

それで、子供のかかる病気というのは、もともと両親から受け継いだ生来的な弱さ、マヤズムの負荷というんですが、それを減らしたり、やはり、両親から受け継いだ体毒を排泄したり、心の毒、こだわりですね、これらを克服するために、適切な時期に土壌をきれいにする必要があって子供がかかっているわけです。だから、幼児のときに水ぼうそうになり、小学校に入るころに麻疹になるのです。

表面的には、ウイルスと体が闘っているようにしかみえませんが、本当は、深いレベルでこだわりの自分と闘っているんですね。原因は外にはないんです。子供のかかる病気というものは、人類が自然でいられるための関門であり、それを乗り越えることで、後の人生を楽に生きられる、元気で健康でいられるようになるのです。

だから子供のかかる病気というのは、本当に大切なんですよ。ありがたいんですよ。自然からくるプレゼントだと思えるようにならないといけない。でも一足飛びにこれをわかれとは言いません。自然とは何か、これをじっくり考える時間がいるわけです。

それで、子供が子供のかかる病気にかかったら、親は、それを乗り越えられるように応援してあげなければなりません。そのためにホメオパシーがあるわけですよ。ところが、自然治癒力を応援しなければならないときに、安易に薬剤で症状を抑圧してしまうと、かかりきることができなくなってしまう。だって、それは自然治癒力がやろうとすることと正反対のことだから。そうすると土壌は汚いままで、のちのちいろいろな問題が生じてくるわけです。この子の人生はたいへんになってしまうわけですよ。

❋かかるべき病気にかかれなかった人の発癌率の高さ

子供のかかる病気にかからないまま大人になって、四十代になったとしますよね。そうすると、すごいパーセントの確率で癌になりますよ。癌になりやすい人になるのです。子供の病気にかかっていない方々は、とても癌になりやすいということを頭に入れておいてください。だから私たちが、ホメオパスが、いつも相手に聞くわけです。「あなたは、子供のかかる病気にかかりましたか？」と聞くわけです。一つでも二つでもかかっていたら、まだいい。これはいいなと思うのです。

たとえばある方は、三十八歳になってはじめて風疹にかかったわけです。この方も、風疹の予防接種をしていますから、子供のときにはかかれなかった。

約二十年以上、いやもっと、三十年か、予防接種で疑似免疫を獲得していたのか、かかるだけの力がなくなってしまったのかはわかりませんが、ずっとかかれなかった。でも、風疹にかかる土壌は依然としてあったわけです。それで三十八歳になって、やっとかかれたんですよ。だけどこの方は、またそれを薬剤で抑えてしまったんです。危ないからといって薬剤で抑えた。それで、その二年後に私のところに来たら乳癌だったのです。

ですから、この方の乳癌には、風疹用のレメディーを与えたんですよ。それで、すごくよくなりました。

❄ウイルス、発疹、発熱の構図

たとえばウイルスなんてどこからきているのか、考えてください。ウイルスが体内で広がった場合は、体は発疹を出して、体内のウイルスを外に向かって、押し出そうとしているんですよ。体の防御機能が働いているわけで、とてもありがたいことです。しかし、その症状が怖くて、それを無理に軟膏で止めてしまうから、逆にウイルスが体の奥深くに、中に入ってしまうんです。

そして、ウイルスが脊柱に入っていったときに、体は熱を出すんですよ。偉いな、人間の体というものは。すると、ウイルスというものは遺伝子とタンパク質でできているんだけど、タンパク質は熱に弱いから、ウイルスの活動は熱で弱まるわけです。ウイルスが、脊柱から脳髄に入っていかないように、熱を出すわけですよ。人体のメカニズムっていうのは、よくできているわけです。

それなのに、今度は解熱剤で熱を下げるわけよね、人間が。そうすると、もうウイルスは一足飛びに頭の中に入ってしまうわけです。それで、髄膜炎を起して死んでしまう。または、麻痺して、動けなくなってしまう。簡単に説明すると、ウイルスと発疹、発熱には、こういう構図があるわけです。

このように言うと、ウイルスが悪いみたいですが、そうではないんですよ。ウイルスというのは、どこにでもいて、ポリオウイルスなんかは、自分の腸の中にいる。それで発症するかどうかというのは、自分の状態によって決まるんですね。それでかかるときというのは、かかる必要があってかかるわけです。

＊病気は外からやってこない！――パスツールとビシャンプ

さて、ここで皆さんに知ってほしい大切なことは、病原体というものをどのように考えるかということなんです。病原体が外からやってきて私たちを襲うものであると考えているかぎり、予防しようという発想が生まれるわけです。ジェンナーもパスツールもそのように考えたから、ホメオパシーを理解できませんでした。ルイ・パスツールは、病原体は外から飛んでやってくると考えたんですね。もし彼らがホメオパシーを正しく理解していたら、本当の予防法というものは何かということに気づいたはずなんです。本当の予防法というのは、ホメオパシーのなかにあるんです。でも、今日はその話はしません。

＊弊社刊『ワクチノーシス　ワクチン病（予防接種病）のスーヤによる治療とホメオパシーによる病気の予防法について』参照。

一方、ホメオパシーの発想は、ビシャンプという方の発想です。アントワーヌ・ビシャンプという人です。彼は、病原菌は外からは飛んでこない、あなた方の体の中に体毒がたまると、病原菌が体に広がりやすくなるのだと言ったわけです。あくまで、体のなかの状態が病気を招く引き金になると考えた。体の状態には、栄養状態も含まれます。そして体の外の状態として、環境衛生、生活環境も関係します。

病原体は外からやってきて私たちを襲うのではなく、病原体に感染する原因は私たち自身のなかにあり、症状が激しくなるかどうかも、本当は私たち自身の状態によって決まるものなんですね。だから原因を自分から離れて病原体のせいにし、人体の仕組みを悪用して病原体にかかれないようにするやり方は、正しくないんです。大切なことは、自分の土壌をきれいにすることです。

だから、体毒がたまらないように、せっせと排泄をしようじゃないですか。汗をかこう、糞便をしよう、おしっこをしよう。発疹を出しっぱなしにしよう、鼻水をたらそう、おりものを出そう、……というのがビシャンプの考えです。これは、ホメオパシーをやっている私たちの考えと全く同じだ。ホメオパシーでは、ビシャンプの考えをさらに発展させて、おおもとの原因である生命力の滞りそのものを解放することがもっとも大切と考えます。

ただ、誤解してほしくないのは、予防接種を全面的に否定しているのではないということです。ときに命にかかわるときに、一時的に症状を抑圧する薬剤が必要であるように、もし、子供のかかる病気にかかることが命にかかわるとき、予防接種がそういう人に安全に一時的に免疫を獲得させることができるならば、その技術は必要だということです。逆に言えば、本当によっぽどではないかぎり、その技術を人であれ動物であれ、使ってほしくないということです。そして、どうしてもワクチンというかたちで予防したいということであれば、ホメオパシー版のワクチンレメディーを与えてほしいと思うわけです。

❋異物を「異物」と認識できないと……

解熱剤で熱を下げると、体はウイルスを排泄できない、必要があって出ている症状をこうやって止めることで、より重症になってしまう可能性があるわけです。一般的に、異物を押し出そうとして出している熱を解熱剤で止めてしまうとどういうことが起きるかというと、異物、この場合はウイルスですけど、異物が体内にとどまってしまう。異物を押し出そうとして必死で出している熱を何度も解熱剤で無理やり抑圧してしまうと、体は異物を自己とする方向で適応しなければならなくなるんです。自然治癒力＝免疫ですが、免疫を低下させて症状を出なくするんです。

免疫というのは、排泄機能まで含めての免疫力ですけど、免疫力の低下というのは、第一に、異物を異物として正しく認識する力の低下ですね。抑圧すると異物を自己とする方向で適応しなければならなくなりますが、異物を自己とすることは、不自然なものを自己とすることで、それは、自然治癒力を低下させることなんです（弊社刊『由井寅子のホメオパシー入門』参照）。第二に、異物を排泄する力の低下です。それで、抑圧すると何が起きるかというと、異物を正しく「異物」と認識できない、でも、怪しいからと見張っていなければならない。それってたいへんですよね。家に誰か来て、居候してしまうわけです。

体の中では、「あの人、どうも泥棒みたいだけど、確信がないわ」っていうことで、ずっと見張っているわけですよ。こんなことしていたら、エネルギーを消耗してしまうわけです。それで、肝心な玄関の見張りがおろそかになって、気がついたら別の泥棒が入っていたりするわけです。

そりゃそうですよね。これから来るかもしれない泥棒を見張っているよりも、すでに家の中に怪しい人が侵入しているのだから、こっちに力を入れて見張っているしかないですよね。そして今度は、泥棒だとわかっても追い出す力がないんです。最初に追い出さなかったから、泥棒のほうが偉くなってしまって、俺様を誰だと思っているっていう感じになっているわけだ。それでもって、この泥棒がいつのまにかその家の主人みたいになってしまうわけです。そして、自分というものも変わってしまうんですね。

四．もう一つのジェンナー物語

❋ジェンナーの種痘はホメオパシー的予防法であり、ホメオパシーではない！

さて、ここで予防接種の歴史に触れておきます。そこから、予防接種をめぐる二つの考え方を説明できるからです。

あの有名なジェンナーという方がいます。ホメオパシーの創始者、ハーネマンがドイツで生まれるより六年早く、イギリスで生まれた方ですけれども、ジェンナーは、ハーネマンの同種療法がよく効くので、同じものをピックアップして予防に使おうとしたわけです。

彼は、牛痘の膿を付けたメスで体に切り込みを入れるというかたちで、種痘をやってみたわけです。ジェンナーのやったことは、ホメオパシーという治療法ではなくて、ホメオパシー的な予防法なんです。

ホメオパシーならば、天然痘にかかったときに種痘をするわけです。これが正しい治療法なんですね。もちろん、牛痘の膿そのものを使うよりは、それを希釈・振盪してつくったレメディー、バリオライナムというんですが、それを使ったほうがはるかにいいんですけれど、ハーネマンはそういうレメディーを使っていませんでした。

❄天然痘にかからず、結核にかかって死んだ子供たち

さて、ジェンナーは、牛痘の膿を体の中に切り込んでいったのです。これは、体にとても大きな悪さをするかもしれない。まず、牛痘ワクチンというのは何だろうか？

実は、ミルクメイドと呼ばれた、牛の乳を絞っていた女性たちは天然痘にかからないわけですよ。その代わり、牛の天然痘である牛痘にかかってしまうわけです。でも牛痘にかかっても、手とか顔に少しアバタができるくらいで、死にはしない。ジェンナーは、そういうのを見つけて、イノギュレーション（牛痘の膿をメスに付けて皮膚に切り込みを入れ

て、ウイルスを定着させること）していったわけです。

ところで、私の人生でもおもしろいことがあったですね、偶然に。昔、ドキュメンタリー番組で『ジェンナー物語』というのを担当したわけですよ。その当時は、まだホメオパシーに出会っていない頃です。その『ジェンナー物語』の仕事のときに調べたんですね。当たり前ですが、ドキュメンタリーですから、いろいろ調べなければいけません。いろいろなことを調べた結果、おもしろいことがわかった。彼の住む村で、約半数の子供たちが、ジェンナーによってイノギュレーションされたわけです。牛痘菌の付いたメスで切り込みを入れられたわけです。それでもちろん、ジェンナー自身の子供にも切り込みを入れたわけです。

この切り込みを入れた子供たち、村の半分の子供たちですが、ほとんど天然痘にかからなかったわけです。その代わりに、二十歳になる前にほとんど結核にかかって死んでいるということがわかったんです。残り半分の子供たち、牛痘の膿を付けたメスで切り込みを入れられなかった子供たちは、その半数程度が天然痘で死んでいるんです。でも半分の強い子は生き残って、その後五十年も六十年も生きたわけです。かわいそうに、ジェンナーの子供も二十歳で結核にかかって死んでいるわけです。

ここには、何かおかしなことがあるわけです。種痘を受けた子供たちは、弱くなっているのではないかという疑いが出てくるわけです。実際、牛痘ワクチンを受けて、ワクチン病になっていた人が山ほどいたんですね。

先ほど、異物を押し出せなくて自己とすることで免疫力が下がり、生命力が低下すると言いましたね。同じことが予防接種で起こっている可能性が非常に高いわけです。

❋自然免疫系を迂回するルート

高濃度の牛痘ウイルスを直接体内に入れる、これは自然では起こりえないことです。どうなるかというと、通常であれば、自然免疫系といわれるマクロファージや顆粒球やＮＫ（ナチュラルキラー）細胞なんかが、異物を排泄しようとするんですけど、口や胃腸の粘膜を通して入るという自然免疫系を迂回してしまうことが問題なのです。そして、自然免疫系を迂回してしまうので、Ｔ細胞による「非自己」の認識がきちんとなされない状態で、直接的に血液中にウイルスが入り込むため、ウイルスに対する抗体はなかなか形成されないと思うんですね。

それで、水酸化アルミニウムに代表される抗原性補強剤、アジュバントと言うんですけど、これをワクチンの中にわざわざ入れるわけです。こうしないと抗体がつくられないからです。こうしてやっと抗体がつくられて、水酸化アルミニウムと病原体がくっついた異物に、その抗体がくっつくんですね。だけど排泄することができないわけです。抗体というのは、こいつは泥棒だと目印を付けている状態です。だけど、それイコール排泄することができる、とはならないわけです。とくに予防接種のように自然の免疫経路を迂回した場合や、生命力（＝免疫力）が低下していると、抗体があっても排泄できないという状態になることがあるわけです。こうなると問題なわけです。この状態というのは、どういう状態かというと、病気にかかっている状態、それも慢性化した状態なんですね。

こういうことで、天然痘を予防していたようにみえたのは、予防していたのではなく、予防接種によって実際に牛痘にかかっていたために、それもより深い部分で慢性化していたために、牛痘に同種の天然痘にかかることができなかった可能性が考えられるわけです。

もちろん、すべてがそうだということではありませんよ。かからない人のなかには、そういう人もいただろうということです。ワクチンの中のウイルスや毒を排泄することのできなかった人です。

牛痘や天然痘の症状が出ていなかったのは、すでに一気に牛痘が慢性化していたということなんですね。血液中に異物があり続けるということは、病気が慢性化したということなんですね。そして直接的に血液を汚すやり方は、一気に慢性化させる危険があるわけです。当時、いち早くこのことに気づいた人に、英国ホメオパスのバーネットがいます。彼は牛痘ワクチンによる害をまとめた『ワクチノーシス*』という本を書いています。この本を読むと、当時の人々がいかに予防接種による害に苦しんでいたかわかります。

*弊社刊『ワクチノーシス　ワクチン病（予防接種病）のスーヤによる治療とホメオパシーによる病気の予防法について』

牛痘ワクチンによって牛痘にかかっているのに症状を出せない、潜在化してより深い部分で慢性化した牛痘にかかっている人々がいて、もちろん、本人はそんなことは全く知らないんですよ。そうして、排泄できない異物が血液中にあることで、免疫系がそこにエネルギーをとられ、生命力が低下していた人々がたくさんいたわけです。だから、ジェンナーの村でイノギュレーションをされた子供たちは、結核に感染したとき、それを克服することができず、全員二〇歳前に死んだのだと私は思います。

番組としては、もちろん「ジェンナーはすばらしい」という方向で制作するんですけど、私としては、調査するなかでひっかかるものがあったんですね。何かおかしい……と。

❋牛痘ワクチンで天然痘の死亡率はアップ！

いったい、ジェンナーのやったことはよかったのか？　よくなかったわけですね。バーネットの『ワクチノーシス』という本には、牛痘ワクチンによって確かに天然痘にかかる人は減ったが、死亡率は逆に増えていると書いています。それは、牛痘ウイルスと天然痘のウイルスにダブルで感染することによって死亡したのではないかと、バーネットは推測しているんですね。実際に種痘後に脳炎になって死亡した人はかなりの数にのぼっていました。そして後遺症を患った人は相当な数になります。

たとえば、ある婦人は十二歳のときと二十五歳のときに、牛痘ワクチンを腕に切り込んで、もう顔中にぶつぶつと潰瘍ができて、それでさらに水銀軟膏を顔に塗られて、歯が抜け落ち、髪も抜け落ち、もうボロボロの状態でハーネマンのところに来ました。どうしても治してくれと頼み込んでみました。ハーネマンはその方を水銀のマーキュリーとスーヤというレメディーで治療し治癒させています。

それ以外に、予防接種による障害とは知らずにさまざまな病気に苦しんでいる人たちが山ほどいたわけです。さらに、牛痘ワクチンによって免疫が低下しているときにほかの感染症にかかると、普段ならなんでもない病気が、簡単に人を死に追いやってしまうんです。

予防接種というものは、慢性化してあたかも症状が出ないようになることがありますが、このときに、たとえば全く違ったウイルスに感染すると、その症状が出ますが、同じようなウイルスだった場合、同じようなウイルスですから、かかってもやはり、本来の急性症状が出ないのではないかと思うわけです。もともとそのウイルスを排泄することができないからです。というわけで、予防接種が予防しているようにみえるのは、この体の機構を悪用している可能性があると、私は思っているんですね。

予防接種を打った人が全員そうだと言っているわけではないんですよ。健康な人は、ワクチンとの闘いに勝利して、実際に免疫を獲得する場合もあるかもしれない。だけど、そんな人は、最初からワクチンなんかする必要のない人だ。しかも本来、目的とする病気と正々堂々と闘って克服しなければならないにもかかわらず、中途半端な形で免疫をもってしまい、そのために本来の病気にかかれないとしたら、それはやっぱり予防という名の抑圧ですよ。せっかくの浄化の機会を失わせているわけですから。

それで、問題は健康でない人ですが、克服できずに慢性化してしまう可能性があるわけです。その場合も、同じように急性症状は出ないんですね。だから、同じように予防しているようにみえるわけですけれど、健康な人との違いは、症状は出ないけれど、かかっているのにしっかりと症状が出ていないだけかもしれないわけです。もしそうであれば、これは、皮膚発疹を薬剤軟膏で抑圧しているのと全く同じことなんですね。

＊症状の抑圧は別の自己を生む

繰り返しますが、症状の抑圧からは、こだわりの自己、別の自分が生まれるんです。このこだわりの自己が病気、すなわち生命エネルギーの流れの滞りなんです。こうやって生命力が下がって、異物を押し出すための症状を出せなくなる、そして異物が自己となっていくんですよ。

それでどうなるかというと、ウイルスが体内にあるのに、症状が出ないわけです。症状というものは、ウイルスがつくっているのではなくて、ウイルスに対する体の防御反応として出ているわけですから、その防御反応を薬剤で抑圧してしまったら、症状はなくなるわけですよ。でも、ウイルスは存在し続けるわけです。症状を抑圧したから、排泄することができずに、体内で存在し続けるわけですよ。

ある産科の先生がＲＡＨ（ロイヤル・アカデミー・オブ・ホメオパシー）の学生なんですけど、授業中に質問してきまして、「由井先生、検査して淋菌があっても淋病の症状が全くない患者さんがいるのですが……」と聞くわけです。私は「それはね。淋病の症状を出すだけの力がないんですよ」って答えたんです。どういうことかと言うと、急性淋病は激しく炎症を起こすんですね。これって体力が要るわけですよ。私の臨床経験から言えることは、淋病の急性症状を出せない場合、淋菌をもったまま適応して、少し元気になると別の形の炎症である膣炎、カンジダ症、クラミジアなどの症状として出してくるということです。これらの症状は急性の淋病症状よりもずっと穏やかです。つまりこれらは、淋病の慢性症状なわけですよ。慢性症状でも全く症状がでないよりもましです。どちらにしても、そこに淋菌は存在し続けるわけです。そしていつかは、卵管不全や内膜症、コンジロームになり、それがひどくなると癌になってしまうのです。そして、もし慢性症状を抑圧するとマヤズム化していき、完全にマヤズム化すると、淋菌はなくなり（自己の一部となり）、症状はなくなると考えているんですね。しかし何かのきっかけでマヤズムが立ち上がると、今度は逆に淋菌は存在しないのに淋病の症状やそれに不随するさまざまな症状が現れるようになる、そういうふうに考えています。

一旦、マヤズム化するともうそれを取り除くことは不可能となります。永遠に目覚めることのない夢というのは、恐ろしくないですか？

もちろん、体力がなくなっていて、かかり切ることができない場合も、そうなりますよ。でも症状を抑圧することで簡単にそれが起きてしまうんですね。基本的には、症状を抑圧しないで、病気にかかり切ることができれば、ウイルスは体内に存在し続けないわけです。そのためのサポートして、ホメオパシーがあるわけです。

病気にかかり切るための治療法ですね。それは根底では、ウイルスは悪くない、ウイルスが感染し増殖する土壌があるから、ウイルスに感染し、体内で増殖するんだと考えるんですね。ですから、症状を抑圧しても、ウイルスが感染する土壌はちっともきれいになっていないんです。だから、ウイルスだってなくならないんですよ。

ウイルスを殺すことができたって、もともと感染する土壌があるのだから、やっぱりまたかからなきゃならないんです。ウイルスを憎んだってしょうがないですよ。むしろ、土壌が腐っていることを教えてくれるありがたい存在なんです。病原体は外からやってこない、病原体が感染して増殖する土壌に問題があることを、ここでしっかり頭に入れてください。

❄土壌をきれいにするホメオパシー

それで、症状を抑圧することで、ウイルスは体内に存在し続けることになるわけですが、はっきりした症状はなくなるわけですね。でも、ずっとウイルスに感染している状態になるわけですよ。だからずっと微熱が続くんですよ。症状がなくっても本当はかかっているんですよ。だから慢性疲労症候群になったりするんです。

だからたとえば、インフルエンザにかかったときに抑圧した人を私がホメオパシーで治療すると、もう一回インフルエンザのような症状が戻ってくるんです。だってこの人は、インフルエンザを異物として正しく排泄していないのだから、自然治癒力を高めてやれば、インフルエンザが治るときの自然の過程を再び始めるわけです。きちんと熱を出して、きちんとウイルスをやっつけるんです。泥棒をとっつかまえてたたき出すんですね。そうやって治っていくんですよ。

でも実際、ホメオパシーがやっていることはもっと根本的な働きです。それは、土壌をきれいにしているんですね。土壌がきれいになることと、バイタルフォースがぐんぐん勢いを増すことと、病原体が消えていくことは、みんな一緒のことなんです。そして、その浄化の過程に、症状は付きものなんですね。このあたりの仕組みをよく理解していただきたいと思います。排泄のための症状はありがたいのです。

＊賢いお母さんになること

さてお母さんたちは、こういう時代なんだから、本当に賢くならないといけない。日本のお母さんが、今こそ目覚めなければならない。いろいろな真実を知って、自分の頭で考えて判断できるようにならないといけない。

一つの真実というか、現実として、本当にホメオパシーというのは、子供が二人いて、たとえば二歳と五歳とか、子供がもう育ち盛りでお金に余裕がない家庭こそ、やらなければいけないわけですよね。

お母さんとしては、ご主人の面倒を見なければいけない。犬の面倒も見なければいけない。子供にも手がかかってたいへんだ。そういう方々が、体にやさしく、妊婦さんでも使えるホメオパシー、そして、地球にやさしい、お財布にもやさしい、こんなすばらしいホメオパシーに目覚めないで、どうするんでしょうか。そして世の中には、いろんなからくりがあるということを、しっかり頭に入れなければいけない。ホメオパシーの創始者のハーネマン先生は、「知らないということは罪である」と言っています。

五．予防接種に含まれる異物がもたらす問題

＊異物を自己化する予防接種

ところで今の予防接種は、水酸化アルミニウムだとか、有機水銀だとか、ホルムアルデヒドだとか、抗生物質だとか、異種タンパク質だとか、汚染された病原体だとか、いろんなものが入っていて、私が思うに、この面でも免疫力を低下させて、健康な人もみんな全員、最初から一気に慢性化させる方向でつくられているんじゃなかろうかと思ったりもします。本当に有効な予防接種なら、体が実際に疑似病原体と闘って克服する過程が必要なんですね。

私の感覚ですが、今の予防接種は、一気に慢性化というよりも一気にマヤズム化して、

つまり強制的に異物を自己化して、体が闘えない状況、というよりも、闘う必要のない状況をつくっているようにも思います。要するに、マヤズム化すると、ウイルスというか病原体は自分の一部となりますから、もう感染しないんですね。だって、自分の中にすでにもっているんですから。わかりますか？　だから、結核マヤズムの人というのは、そこに結核菌はないんですよ。だけど、結核の症状を出すんです。これは私の説ですが、マヤズム化するということは、病原体がなくなって、病原体の生み出す症状だけがあるんですね。

私の母親は結核にかかり、それを抑圧して私を産んだのです。だから私は、ツベルクリン反応でいつまで経っても陰性で、中学の終わりまでＢＣＧ注射をしなければなりませんでした。これはどういうことだと思いますか？　もし私が結核にかかっているとしたら、陽性反応が出るはずですよね。逆に結核にかかっていないとしたら、ＢＣＧ注射したあとには、ツベルクリン反応が陽転になるはずですよね。私の場合、そのどちらでもない。つまり、私のなかでは、結核がすでに自分の一部となってしまっていて、ようするにマヤズム化してしまっていて、ツベルクリンに反応することができなかったんですね。これを結核マヤズムと言います。私は本当に毎回毎回ツベルクリン反応が陽転にならず、なんでだろうと思って悲しくなったんですね。だって陽性にならないから、そのたびにＢＣＧの注射を打たなければならなかったですから。本当にＢＣＧの注射が嫌で、あるときツベルクリンの後を口でチュウチュウ一生懸命吸って真っ赤にして、腕を差し出したんです。そしたら、「なんだか色が変だがオーケーだ」と言ったんですね。これは中学三年生のときです。今でもしっかり覚えていますよ。私の患った潰瘍性大腸炎は結核マヤズムがベースにあるのです。もしＢＣＧをこんなにしなかったら結核マヤズムをもっていたとしても、そこまでの病気にならなかったんじゃないかなと思っています。でも、今私がこうして皆さんにこんな話ができるのも、私が潰瘍性大腸炎になってホメオパシーで治してもらったからなんですよね。

＊防腐剤や抗原性補強剤の役割

さて、先ほども触れたように、予防接種のワクチンに含まれる防腐剤や抗原性補強剤（アジュバント）として使われるものがあるわけです。予防接種の防腐剤やアジュバントとしては、有機水銀、水酸化アルミニウム、ホルムアルデヒド、抗生物質が使われていることが多いです。この抗生物質の件は、あとで詳しく触れます。

しかし、こういうものがなぜ防腐剤や抗原性補強剤として予防接種の中に入っているのでしょうかね。猛毒ですよね、入れ物にはドクロのマークが付くわけですよね。でも、入ってしまっているわけです。病原体がいきなり血液や組織の中に入り込んできただけでも体はびっくりしているのに、そのうえに重金属や毒物なんかが入ってくるわけです。それについて説明します。

実はホルムアルデヒドは、ウイルスなどの病原体を不活性化させるために入れます。不活性化させた後、防腐剤を添加しますが、防腐剤として、有機水銀を使ったり、抗生物質としてストレプトマイシンとかエリスロマイシンを入れたりするわけです。さらに、病原体だけだとなかなか抗体をつくってくれないということで、抗原性を高めるために、水酸化アルミニウムを添加したりするわけです。現実は、こういうことだったんですね。

❋予防接種の成分に含まれる有害物質とレメディー像

しかし、水銀は、クローン病、切れる子供、アレルギー、中耳炎、自閉症、多動、自律神経失調症、こういうものと関係している。水銀中毒の疾病ですよ。

アルミニウムは、皮膚の乾燥、便秘、寒冷蕁麻疹、無感覚、無感情、集中力不足、アイデンティティの混乱などと関係します。特に無感覚と無感情がいちばん悪い。

ホルムアルデヒドは、不安感が強く、頭が重い、忘れっぽい、ボーッとする、呼吸困難、喘息、味覚障害、皮膚がしわだらけ（しわしわ）になって老人のようになる。またこれは、発癌性物質ですよね。こういうものが、ワクチンの防腐剤や抗原性補強剤として入っているわけですよ。弱められた病原体と一緒に、こういうものが入っている。

＊これらの症状はホメオパシーのマテリア・メディカのなかに書かれていることです。ホメオパシーのマテリア・メディカは、毒物学に近い学問です。

❋「予防」ではなく、免疫力＝生命力の「浪費」

とりあえず、体内に抗体さえつくればいいという、この安易な考えでワクチンがつくられているとしたら、大きな間違いです。抗体がつくられたとしても、それを押し出すことができない状況では、抗体だけが山ほどつくられるだけです。これは免疫力＝生命力を過度に浪費している状態です。その最たるものがエイズです。エイズは、そういった排泄できない異種物質があることによって、抗体だけがつくられ、病気を押し出すことができない状態のなかで生じているんですね。

こうして体内に、抗体と病原体と水酸化アルミニウムなどがくっついたものができるのですが、体はこれを排泄することができないんですね。血液中や体内にとどまるわけです。

排泄できないから、もうそれを自己として受け入れていくしかないんですね。こうして、一気に病気が慢性化してしまうわけです。これは、予防しようとしている病原体に完全に感染しているのと同じです。

つまり、「予防」しているんじゃなくて、すでにかかっており、かかっているのに急性症状を発症しない。要するに、もう予防しようとしている病気にかかってしまっている。しかも、一気に慢性化してしまっているということですよ。何度も言うけれど、すでにかかっているから、それ以上、同じ病気にかかれないわけです。

繰り返しますけれど、予防接種を受けたすべての人がそうだと言っているんじゃないですよ。予防接種をしてかからない人のなかには、そういう人もたくさんいる可能性があるということです。かからないんじゃなくて、かかれない、かかれないんじゃなくて、実はもうかかっている、それも、とても奥深くに進行しすぎてしまっているために、急性症状として現すことができない。症状として出すには、あまりにもバイタルフォースが弱すぎる。そういうことなんです。だから私がホメオパシー治療をすると、かかれなかった病気の症状が出てきて、もう一度きちんとかかろうとするわけですよ。

❋百日咳の予防接種で喘息になる子供が増える？

たとえば、百日咳の予防接種を受けるとどうなるか？　百日咳にかかる子供は確かに減るんですが、逆に喘息になる子供は、予防接種を受けていない子供の五倍以上に増加するんですね。どういうことかというと、急性の百日咳が慢性の喘息になったということなんです。これは百日咳の予防接種で百日咳が慢性化した状態なんですね。この状態で百日咳を予防できましたと言われても、「とっくにかかってるじゃない」と言いたくなるわけですよ。

それで、こういう人から子供が生まれると、その子供は、生まれたときから百日咳の慢性マヤズムをもっているわけですね。生まれたときから喘息なわけです。でも、成長過程のあるとき、百日咳の急性症状を起こすだけの力がついたとき、両親がかかり切れなかった百日咳にかかり切り、押し出そうとするんです。ただし、それは予防接種を受けなかった場合で、この子供が百日咳の予防接種を打ってしまうと、いっそうマヤズム化に拍車がかかるわけです。さらにステロイドで喘息を抑圧すると、ますます免疫力が弱っていくんですね。だって、喘息だって異物を排泄するための体の反応ですから、それを抑圧したら、異物を排泄できなくなり、異物をどんどん体にため込むことになるからです。

予防接種↓アトピー↓ステロイド↓喘息↓ステロイド↓ぼろぼろ、という構図がとても多いというのが実感です。ぼろぼろの状態から子供が生まれると、その子供がすでにステロイドのマヤズム化しており、治癒するのが難しくなるんです。

❋異種細胞が増殖すると自己免疫疾患などに……

さて、先に少し触れたことですが、予防接種を受けた人の体内で、抗体と病原体と水酸化アルミニウムなどがくっついてしまって、それを体が排泄できずにいると、どうなるか？　そうですね、覚えていますか？　組織内や血液中にとどまり続けるんですね。それで、それが、血流の滞るところに付着する。たとえば、さまざまな関節部分、心臓の弁、いろいろな臓器に付着して、そこで、付着された細胞は、付着されることで、遺伝子が歪められ、異種細胞が形成される。そして、その異種細胞が増殖する。

　異種細胞というのは、自分の体にすれば異物なんですよ。だから、異物を排除しようとして、免疫系がその異種細胞をアタックするようになる。こうして、さまざまな自己免疫疾患が生まれてくるわけです。でもこれは、体の反応としては正しいわけです。もし異種細胞を放っておいたら、やがて組織全体が異種細胞でいっぱいになり、機能できなくなってしまいますから、あるいは癌になってしまうかもしれません。

　もちろん、原因は予防接種だけではありません。インフルエンザにかかったときに、休養することなく無理をしたり、薬剤で症状を抑圧したりすれば、同じようにことは起こりえます。排泄が抑圧されたら、そうなるしかないんですね。

❋異種タンパク質とアレルギー疾患

ワクチンをつくるために病原体を培養しなければならないんですが、そのためにサルとかニワトリの卵だとかの動物の組織を使うんですね。そうするとどうしてもそれらの動物由来の異種タンパク質や病原体がワクチンに混入する。そしてそれを皮下注射するから、未消化なままの本来血液中に入ってはならない高分子のタンパク質が直接血液中に入ってきてしまうわけです。こういうことは、そういう動物由来のタンパク質にアレルギーを起こす直接的な原因になりえると思うんですね。

また、そういう異種タンパク質が血液中に入ってきて排出できない状況ができると、いつもヒスタミンが出ているような状態になるわけです。ヒスタミンは血管を拡張させる働きがあるんですね。どうしてかっていうとそうやってリンパ球を集めるんです。だけどT細胞がしっかり働けていないので、排泄できない。そんな状態で血管が拡張していると逆に異物が血管に入りやすくなってしまうんです。それで、未消化のタンパク質なんかが腸壁から漏れて血液中に入り、大豆とか小麦粉にアレルギーを起こすようになってしまうわけです。

＊病原体汚染

さきほど動物由来の病原体も混入すると言いましたが、一九六〇年ごろのポリオワクチンの中に、「ＳＶ四〇」というウイルス、アカゲザル、ニホンザルなどのサルしかもっていないウイルスが混入していたとして話題になったことがあります。これは、サルの体を使って菌を培養していたからなんです。ＳＶ四〇ですけど、実際に、乳癌や子宮癌の癌細胞を調べると、そのなかにＳＶ四〇というウイルスが見つかるんですよ、本当に……。

もう、誰がいったい癌をつくっているんですか？　癌のなかには、ＳＶ四〇が原因になったものも本当にたくさんあるかもしれないということです。ですから、予防接種と癌の関係を研究したらノーベル賞ものだと言われるのに、誰もやろうとしないんですよね。

何しろ今、予防接種のことを批判すると、撃ち殺されますからね、米国ではね。日本でも、私がホメオパシーの講演を始めた十年前ごろは、あまり大きな声で言えない雰囲気だったんですけれど、地道に今日まで続けてきました。それでも最近では、予防接種の害を説く書物も増えてきました。お医者さんでも、そういう立場の方が出てきました。

とにかく、私たちホメオパスは見てしまっているわけですよ。予防接種に合うレメディーを与えると、皆が一様によくなる。子供たちがよくなるし、大人もよくなるのを、私たちは見てきてしまった。「信じる」ではなく「知っている」ということなんです。だから、黙っているわけにはいかないんです。私は、人間として正直であることを最も大切に思っているんです。

❋抗生物質とアレルギー疾患

次に生ワクチン。生ワクチンは生ですから、すごいですよね。どういうことかというと、生ワクチンというのは、毒性を弱めたウイルスや細菌からつくるもので、生きた微生物から作るわけです。死んではいない、生きた病原体ですね。こういうものに、大量の抗生物質が一緒に含まれています。わかりますか? 抗生物質というのは細菌を殺しますよね。だから、抗生物質が体内に入りますと、腸内細菌のバランスが崩れてしまうんです。悪玉菌がはびこり、腸内で異常発酵を起こすこともあります。それで、腸が膨れ上がるわけですよ。腸が膨れ上がると、本来は入るべきものでないものが腸壁を通して中に入っていって、血液中に入るわけです。
そうして、本来入るべきでないタンパク質が入ったり、花粉が入ったり、ピーナッツの破片が入ったりするわけですね。たとえば、そのタンパク質がそば粉や牛乳のなかに含まれるタンパク質だったとすると、二度とそれが入らないようにするために、そばや牛乳をとると皆さんの体はアレルギーを起こすわけです。

だから、さきほど言った異種タンパク質の件も含めて、アレルギーというのは、予防接種と大いに関係があるんですね。予防接種をしなければ子供たちは本来とても強いんだ。マヤズムが予防接種によって立ち上がることで病気になってしまうことが多いのです。アレルギーなんか起こさない。プッツンと切れたりしないんだ。人なんか刺さないんだね。アルミナとかマーキュリーは、ナイフを見ると人を刺したくなるんです。マテリア・メディカに、そのように書いてありますよ。

❋やはり特別なルートは危険だ！

病原体というのは、細菌やウイルスですね、普通は粘膜を通して人の体内に入るわけです。たとえば、結核の人が咳をゴホンゴホンしました。そうしたら、その咳による飛まつを誰かが吸うわけですね、結核菌の入っている飛まつを……。でも、吸っても鼻の粘膜とか喉の粘膜、口蓋扁桃、気管支の粘膜、普通はそういうところでまず結核菌と闘うわけですよ。粘膜というものは、必ず粘液を分泌していますので、それに結核菌を吸着させて、スコンと肺のなかに入らないようにしているわけです。

だから、そういう防御機構があって、結核菌はどんどん少なくなっていって、腸まで下りたときには、ほとんどの結核菌がなくなっている状態です。それに腸から吸収されて、一部の結核菌が体内に入ったとしても、それは本当に微量しか入らない。

そして、最初に入ってきたときに扁桃が胸腺にメッセージを出します。「たいへんだよ、胸腺さん！　結核菌が入ろうとしているよ」と、扁桃がメッセージを出すわけです。そうすると、T細胞は血液中に入る結核菌を捕まえようと、もう待ち構えているわけですよ。

このように、結核菌が侵入したということを体はしっかり認識していて、免疫系が万全の体制で待ち構えることができるわけです。しかし皮下注射というのは、粘膜を通して入るのではなく、一足飛びに直接、組織内や血液中に入ってしまうわけです。ですから、皮下注射は不自然なわけですね。自然な経路で入った場合の免疫組織の記憶というか、結核菌と闘った経験はないわけです。皮下注射のように、まさに直接、病原体が血液中に入るというのは、とても不自然なルートなんです。この不自然さゆえに、免疫組織の起動スイッチが押されないまま、血液中に病原体が入ってしまうわけですね。

❋体の中にも「外側」がある

私たちがよくよく知らなければいけないのは、私たちの体というのは、ちくわのような構造なんですよ。人体には皮膚という外側がありますね、ちくわの内部にも「外側」があるんですよ。真ん中の、空洞になっている部分、あそこも外側なんですよ。人体でも、口のなか、食道、胃や腸などの消化器の中、そういうところは全部外側ということです。そのちくわの穴のところで、便をしていくわけですよね。これも全部外側なんです。

外側には、特に内部の「外側」になるところには粘膜組織があって、その表面には粘液が分泌されている。そして、粘液中にはいろいろな殺菌成分があるわけですね。それが待ち受けているわけ。それで外から来るいろいろな病原体から守ります。

たとえば、腸ですね。小腸の内壁には絨毛（じゅうもう）というのがあって、そこからいろいろな成分が吸収されて体内に入ります。要するに血管中に入り、血液に運ばれて細胞に入る。ここが最後の関門だ。だから私たちは、口や胃の中も、腸の管のなかも、これは外側だということを認識しなければいけない。

＊内側に直接注射される――人体にとって異常事態

それでは体の内側はどこだ、本当の体内というのはどこなんだというと、血管の中や、あるいは細胞組織の中ですよ。だから、ここに皮下注射されるということは、何度も言うように、病原体と有機水銀と水酸化アルミニウムとホルムアルデヒドとその他もろもろの抗生物質、異種タンパク質、汚染された病原体を、直接体内に入れられてしまうということです。体の内側に……。

そうすると、外側で解毒する方法がないわけです。そしてまた、ものすごく濃いものが入っているということが怖いですよ。いくら病原体を希釈しているといっても、予防接種の場合は千倍希釈ぐらいですから、ホメオパシーの場合の希釈とは似て非なるものだ、本当に。こういう千倍希釈は、まだ物質は山ほどあります。そもそも口から、予防接種で打つぐらいの高濃度の水銀が入ることはまずないですよ。基準値の十倍から百倍の濃度の水銀が、予防接種で血液中に入るんですよ。恐ろしくないですか？　最近は水銀抜きの予防接種もあるそうですが……。

＊体は「毒」を近場から出す傾向がある

ところで、乳癌というものは、左の乳房と右の乳房では発生率に違いがあって左の乳房のほうが右の乳房よりも約五倍も発生率が高いんですね。どうしてだろうと不思議に思ったことはありませんか。そして予防接種も左側に打つことが多いですね。左側に乳癌が多いことと左側に予防接種を打つことが多いことは、大いに関係があると考えています。

私の臨床上、左側に予防接種を打った患者で、左側の首のところや左腋下ににポコッとリンパ節が硬くなって出ている人を本当に山ほど見てきた。逆に予防接種を右側に打っている人は、右側の首や腋のところに出ているんですね。こういう人は、ずっとその状態が続いて治りません。そして、このような患者に予防接種の害をとるためのレメディーを与えることで、はじめて治っていくんです。

それから、ある方が子宮癌になったんですよ。この方は予防接種を打っていないんですよ、腕には。というのは、腕に予防接種をすると、デビルのはんこができるじゃないですか。それじゃあ、嫁にいくのに都合が悪いからと、お父さんは娘がかわいいものだから、娘のお尻にどんどん予防接種を打ったというんです。それで大人になって彼女はどうなったかというと、子宮癌になったわけです。それは、体が毒をいちばん近場から排泄しようとするからですね。子宮からの排泄口が一番近かったということです。

ちなみに、この方は、種痘ワクチン用のレメディーでよくなりました。

六．各予防接種の問題

＊ＭＭＲとＢＣＧ

ＭＭＲ（新三種混合ワクチン）が本当に恐ろしいのは、髄膜炎ではなくて、てんかんです。いちばん恐ろしいのは、てんかんなんです。そしてＢＣＧは、アトピーだけではなくて、かぜにかかりやすいとか、関節炎になる可能性があります。それで、ＢＣＧを打った人が結核になるケースが多いんです。今、アメリカではなぜ結核がはやっているんでしょうか？これは、ＢＣＧを打ったからです。それから、ＢＣＧは予防接種のなかで唯一、二重盲検法で効果を試験されたものなんですね。その結果は、驚くことに、効果が全くないということがわかったんです。それどころか、逆に結核にかかりやすくなるという結果が出てしまったわけです。この試験は大がかりなしっかりした試験だったんですよ。だけど、今でもＢＣＧは打たれています。本当に不思議ですね。さてどうしてでしょう。それは私の口からはとてもじゃないけど言えません。知りたい人は、トレバー・ガンさんの『予防接種は果たして有効か？』を読まれてください。知っておいてほしいことは、ＢＣＧを打っても全く益がなく、害だけがあるということです。

ＢＣＧの害のなかに、膠原病の、小児のリウマチ性関節炎などもあります。これらもＢＣＧのためのレメディーでよくなっていきます。

❋インフルエンザ

それに、インフルエンザの予防接種なんて、慢性疲労症候群やかぜにかかりやすくなって、体が冷えてしまう人が多い。インフルエンザウイルスは遺伝子がＤＮＡじゃなくて、ＲＮＡというもので、変化しやすいんですね。だから、いくらがんばっても予防効果のあるインフルエンザワクチンなんかつくれない。逆に異物が直接血液中に入り込んでそれを押し出せないなかで、つまりワクチンによって症状の出ないインフルエンザにかかって免疫が低下したところに、流行している本当のインフルエンザにかかりやすくなるんですね。つまり種類の異なるインフルエンザにダブルでかかったような状態になってしまう。そんな状態でまた症状を抑圧してしまえば、二つ目のインフルエンザウイルスも慢性化して血液中にとどまるわけです。こうなったら、慢性疲労症候群になっても仕方ないです。そして症状を抑圧しなくても、インフルエンザワクチンで免疫が低下しているから、本物のインフルエンザにかかってもかかりきれずに慢性化してしまう危険度が高いわけです。インフルエンザの予防接種っていうのは、本当に何のための予防接種かわからないです。それでインフルエンザの予防接種を子供は受けなくてもいいですけど、とにかくお年寄りは危ないですから受けるように、と宣伝するわけですよ。正直なところ、訳がわからないです。お年寄りは早く死んでもいいですよ、という方針かなと思ったんですね。私が思っただけですよ。

＊編集部註……インフルエンザ予防接種に関しては、巻末資料も参照してください。

※ポリオ

二〇〇五年の正月あたりから、嘔吐や下痢症の方が、かなり多くホメオパシージャパンに電話をかけてこられて、どんなレメディーを使うべきかという問い合わせをしてこられましたが、この原因が、結果としてはポリオワクチンだったという場合に、最初の時点では適切なレメディーがなかなかわからないので、たいへんでした。でも、このときによかったのが、思ってもいなかったレメディーの、ビスマスというレメディーが役に立ちました。とてもよかったですね。これがポリオワクチンそのもののレメディーだったら、もっと有効だったかもしれないですけど。

それで、ポリオの予防接種はどうか？　この予防接種で、嘔吐下痢症、ポリオにかかるかもしれない。皆さん、もともと、みんなの腸の中にはポリオウイルスがいるんですよ。ポリオには、Ⅰ、Ⅱ、Ⅲ型があると思いますが、三種類とも腸内にもともとあるんです。でも、誰も発症しない。なぜなら、元気だからだ。そしてここでも原因は外のウイルスにあるのではないことがわかりますね。病原体は外からやってきてあなたを襲うんではないということです。

もともと菌はそこらじゅうにいて、私たちの土壌が腐れば、そこで増える、発症するということなんですよ。自然なことなんです。ロビン・マーフィーというアメリカのホメオパスがいるんですが、彼が言うには、今どきポリオを発症するのは、ポリオの生ワクチンを接種した人くらいなものだ、ということです。ポリオワクチンには大量の抗生物質が入っていると思いますが、抗生物質というのは、腸内細菌のバランスを崩してしまうんですね。腸内細菌というのは、体の細胞と同じくらいの数がいて、もう何十兆匹もいて体の一部といってもいいものなんです。で、腸内細菌というのは、免疫系の重要な一部になっているわけです。だから、腸内細菌のバランスが崩れるということは、免疫が低下するということなんです。だからポリオワクチンをとるとポリオウイルスが血液中に侵入しやすくなってポリオを発症してしまう人がいるわけです。実際、ポリオワクチンをとったあと、一か月以内に抗生物質をとるとポリオを発症するケースが多いんです。ポリオワクチンを受ける人は、気をつけてくださいね。

だから、ポリオウイルスが危険なのではなく、免疫が低下して、ウイルスが血液中に侵入できるような体の状態にすること、それこそがたいへん危険なのであり、それが問題の根本だということをわかってほしいわけです。そして、症状を抑圧したり、予防接種をすることがたいへん危険なことだということをわかってほしいわけです。本来、ポリオの予防接種なんていうことは考えられないのです。

脊椎麻痺や半身麻痺を起こさせたものがポリオウイルスではなく、ポリオの予防接種だったなんていうのは、考えただけでも怖いですね。

❋ DPT・百日咳・ジフテリア・破傷風

百日咳の予防接種は、高熱による知能障害と喘息と痙攣を起こすことがあります。ジフテリアの予防接種は、水疱と心臓疾患や心臓弁膜症を起こす可能性があります。DPT、これは、百日咳、ジフテリア、破傷風の三種混合ワクチンですが、コットデス症候群（幼児性急性死）を起こすことがあります。コットデスというのは、寝ていたと思ったら、死んでいたという病気、子供がですね。高熱が下がらないという病気。

＊日本脳炎

日本脳炎の予防接種では、色覚障害と脳炎と麻痺を起こす可能性があります。また、日本脳炎ワクチンによるとみられるＡＤＥＭ、これは急性散在性脳脊髄炎（脊髄を中心とする中枢神経に炎症が起きる病気）のことですが、このＡＤＥＭの健康被害から、二〇〇五年五月末で、国は日本脳炎の勧奨接種を中止しました。どうしてもやりたい人はやってくださいと……。ただし自分たち、国としては、積極的な勧奨は差し控えるということですね。

＊難病や心の病気にもつながる予防接種

とにかく予防接種は、自己免疫疾患を引き起こすことが多いわけです。予防接種を打つとアレルギー体質になって、アトピー性皮膚炎になって、喘息になって、リウマチになって、膠原病になって、てんかんになって、癌になってしまうかもしれません。もう、癌になるかもしれないんですよ。実に恐ろしいです。これはみんな難病ですよ、皆さん。そして、予防接種による心の病気は、多動症、自閉症、無関心、ロボット人間をつくっていきます。それにさらに、私の臨床経験から、川崎病やベーチェット病もこのなかに入ると思われるんです。それはやはり、予防接種の害をとることで画期的によくなっていった経験があるからです。

膠原病でリウマチがあるという六歳の子供は、ステロイド剤で顔をまん丸にして私のところに来ました。ＢＣＧに合うレメディーを与えたら、高熱と全関節の痛みが戻り、その後、画期的によくなっていきました。そして、幼稚園にも行けるようになりました。治癒する過程で生じる急性症状のときは、お母さんも心配で不安でしょっちゅう私に電話してきてましたが、私はＢＣＧの予防接種が臨床経験上、子供の関節炎をおこすことを知っていましたので、「がんばれ」と応援し続け、この子供もお母さんも私も皆でがんばったのです。

私は一介のホメオパスですが、「日本の子供たちをこんな重い病気にしないでください。この子供たちはこれから日本を背負って生きていくのですから、お願いします」と言いたいのです。もちろん、世界の子供も同じです。皆、重い病気をかかえ私の相談室でぼろぼろ泣いているのです。どうして私がこの現実を知っていて、これを知らない、見ていないとすることができるでしょうか？　私は正直でありたい。この事実を国民に知ってもらいたいのです。そして国民がもっとも健康になれ、またホメオパスという職業が国に認められ、そして、医師とホメオパスが協力して、ホメオパシー病院がつくられるときを夢みているのです。

結論として、予防接種は全マヤズムを立ち上げて、このまま予防接種を続けていくと人類を廃人にするということです。だけど皆さん、みんながみんな、このようになるわけではないのよね。どういう子供たちがこのように病気になるのかということを説明しましょう。

七．では、どうしたらよいか？

❋どんな子供が予防接種の害を受けやすいのか？

皆さんは、元気でいるじゃないですか、予防接種を打ったけれども。でも、元気でいられない子供たちがいる。まずそれは、母乳を飲んでいない子供たちです。母乳の中にはお母さんからの免疫（感染防御因子）が含まれている。赤ん坊というのは、免疫系が確立していないから、免疫系が外界とのやりとりで自己と非自己をきちんと認識できるようになるまでは、お母さんからの母乳で免疫を与えてやらないといけないわけです。

どういう子供たちが予防接種で害を受ける可能性が高いのかというと、母乳を飲んでいない子、低体重の子、出産で薬剤が入った子、難産だった子、生まれたときからマヤズムが立ち上がっている子、下痢をしやすい子、熱を出しやすい子、母親が妊娠中に薬剤をとった子、両親のいずれかでも長期の薬剤による症状の抑圧の歴史がある子、こういう子供たちは、予防接種による害を受けやすい傾向があります。

どういうことかというと予防接種はもともと毒なんですね。毒をもって毒を制するような、毒をもって毒を予防するといった危険なものなんです。病弱だったり虚弱だったり、アレルギーをもっている子供に毒薬を使うことができないように、そういうもともと弱い部分をもっている子供に毒である予防接種をやったら、後遺症が出る危険が高いのはある意味で当たり前だと思うんですよ。

じゃあ、健康な子供にやればよいかというと、そうでもない。本当に健康な子供であれば、そんな毒を皮下注射で入れるような、毒を体に埋め込むようなことはしなくていい。すべきじゃないですよね。健康な子供が病気になってしまう危険のほうが高いです。

＊赤ん坊には予防接種をしない

　赤ん坊というのは、とにかくまだ、自分の免疫力をもっていないではないですか。だから予防接種をしてはいけないんですよ、本当に。誰でもわかる理屈ですね。赤ん坊は、自分の力で毒を吐き出すこともできないんですよ。それにまた、神経をくるんでいるミエリンシート（ミエリン鞘）というのがあるわけですね、成分は脂質ですけれど……。それがまだ、でき上がっていないんですよね、お乳を吸っている段階では。赤ちゃんはミエリンシートがまだできてない。ですから、ミエリンシートができたときはじめて予防接種をしたらいい、どうしてもしたければですよ。その時期は、一歳半以降になるね。ここに、気をつけていただきたいです。

　予防接種をすると一気にマヤズム化する可能性があると言いましたが、これは予防接種を赤ん坊に行うということとも関係します。結局、まだしっかりした免疫をもってない赤ん坊に異物を注射すると、特に母乳を飲んでいない赤ん坊ではそのリスクが高くなりますよね。異物が来ても排泄できないのですから。

＊皮膚発疹を抑圧しない

さっきも言いましたけれど、ウイルスだとかバクテリアというのは、末端に症状をもっていきます。だから、皮膚発疹はありがたいんだ。それを薬を塗って治そうとしてはいけない。でも、救命救急センターのお医者さん、集中治療室や緊急手術はとても大事ですよね。心療内科もたぶん大切だと思います。でも、皮膚科というのはどうだろうかと思ってしまうんです。もう思い切って言ってしまいますけど、皮膚科があったほうがよいかないほうがよいか選択しなければならないとしたら、ないほうが人類のためにいいんじゃないかと思うわけです。私も正直にこんなことを言うからかもしれませんけれど、一部の皮膚科のお医者さんから嫌われてるんですね。困っています。

皮膚科は医学の専門分野としてもちろん必要なものだと思うし、人類を益する技術もあると思う。だけど害のほうがはるかにすごい状況をみると、ないほうがよいと思うのは、私の率直な気持ちなわけですよ。ハーネマンは一方でホメオパシーを使い毒出しをして、一方で薬剤軟膏で抑圧するのは、大きな罪だと言っているんですね。アロパシー（現代医学）でやるなら、アロパシーだけやりなさいって言っているわけです。医者なら医者らしくアロパシーによる治療をやりなさいって。だからホメオパシー治療はホメオパスにまかせなさいって言っているわけです。もっともハーネマンは、こんなやさしくは言っていませんよ。

だから、皮膚科は必要なものだけど、その反面、必要もないのに軟膏を塗られて、精神病にまでいきつく人もいるかもしれない。軟膏を使って皮膚で症状を止めてしまうと、一気に神経がやられてしまうことがあるんです。だからハーネマンは軟膏を使って精神病になった人にはソーファーがよく合うとも言っています。硫黄軟膏や亜鉛華軟膏は人類がずっと使ってきたものですね。そこのところを、皆さんは考えなければいけない。今はコルチゾンを使うものだからソーファーさえも合わず、ホメオパスは大変です。

＊子供のかかる病気を恐れない

ですから、何度も言いますが、あまり子供のかかる病気を恐れないことです。病原体を恐れないことです。原因は外にはありませんよ。原因は自分の中にある。自分の中にある土壌にあるんです。だから、子供のかかる病気にかかったら、汚れた土壌をきれいにしてくれるんだと思って、ありがたいと思って、そして子供の自然治癒力を信じてあげなければならない。そういうときは会社を休んで、一生懸命子供の看病してあげなきゃいけない。

＊ホメオパシーを利用することが大切

それから忘れていけないのは、ホメオパシーですよ。皮膚発疹が出た、症状が出た、そういうときこそ第一にホメオパシーです。ホメオパシーをいちばん最初に選択してほしいです。症状はありがたいんです。そういう気持ちが普段からあれば、同種のレメディーを見つけられる。きちんと子供は症状を出して、ここに病気があるよと叫んでいるから、それを聞いてあげなきゃいけない。どうしてもわからないときは、プロフェッショナルの認定ホメオパスに相談してくれればいい。そのための専門家なのですから。

それから虚弱でどうしても予防したいというときもホメオパスに相談してください。予防のためのレメディーを出してもらってください。それからホメオパシーの健康相談を受けて下さい。それが何よりの予防になるから。土壌をきれいにすれば、かからずにずむかもしれないし、あるいは、すでに予防接種を受けてしまった人であれば、土壌をきれいにすることによって、もう一度きちんとかかれるようになりますから。ある程度元気になったら、逆にかかったほうがいいくらいです。

というわけで、元気な免疫力のある子供にするためにも、やはり、子供には母乳を飲ませなければいけないよね。出産は、その赤ん坊の時間で（無理に出すのではなく）、ポロンと産まなければいけないよね。

＊予防接種の害が疑われる徴候は？

次に、予防接種の後で、予防接種が害になっているにちがいないと思う場合の徴候をこれから説明します。

まず、子供が予防接種を打った後に、甲高い声で泣き叫んで、寝なくなってしまったとき、これは予防接種の害が疑われる。昼夜逆転して、昼になると寝るけれど、夜になると起きているというとき、金切り声を上げるようになったとき、繰り返しかぜをひき、鼻水が出てとまらないとき、……鼻炎や中耳炎を繰り返すとき、体がだるそうで無気力になってしまったとき、すぐにプッツンと切れる、すぐに怒るとき、とても反抗的になっているときなどは、予防接種の害が出ている徴候とも考えられます。また、下痢をしやすくなった、食欲不振になった、皮膚病を起こしやすくなった、アトピーになった、何を与えても無関心、何かにアレルギーを起こすようになった、あれこれ怖がり一人でいられない、不安症になった、などというのも、予防接種の害の徴候の可能性があります。

それ以外に、微熱が続く、咳が続く、喘息、気管支炎、関節炎、リウマチ、とにかく疲れやすい、虚弱で成長しない、貧血、学習障害、集中力不足、精神遅滞、多動などがあげられます。これらは全部、本来かかるべき子供の病気の慢性症状だということを覚えておいてください。

『ワクチノーシス』を書いたバーネットは、こんなことを言っています。

「ワクチノーシスは、不全麻痺、神経痛、頭痛、にきび、吹き出物などとなって現れる。（中略）昔と比べて今日、神経痛は一般的だということに多くの医師が同意することだろう。そして経験上、そのような症例の多くがワクチノーシスのせいだといわざるをえない。もし同僚がそのような神経痛についての私の病因学に反対するのであれば、もっと納得のいく説明をしようではないか。〈神経痛〉という言葉は病気の知識および病理学上、無数の罪があり、それと比較して私の仮説は自然科学上、正確だといえよう！」

わかりますか？　「神経痛」という病名は病気の本当の原因をわからなくさせるから使うなと言っているんです。病気の真の原因を正しく認識するためにも、「ワクチノーシス」と呼ぶべきだと言っているんですね。そりゃそうだ、ワクチンが原因で生じている病気ならば、神経痛などという一般的な名前で呼ぶべきじゃないですよ。そして現在のさまざまな難病もそもそもワクチノーシスと呼ばれるべきだったかもしれませんよ。それをワクチノーシスと考えずに病因から切り離した一般的な病名をつけて、病名に対して個々に治療しようとして、要するに抑圧なんですけれど、病気が複雑化していったということが真相ではないかと思ったりしますよ。だから、それらを全部ひっくるめて「医原病」と言っているわけですね。予防接種と現代医学の治療が今日の病気の多くを作っている可能性があるわけです。これを医原病と言わなかったら、やはり、バーネットが言うように、そこには無数の罪があり、そして今後も罪をつくり続けることになるわけです。

❋多くのホメオパスも「予防接種の害」を指摘した

別に、皆さんを怖がらせるために言っているわけじゃないのね。アメリカのホメオパスで、ロビン・マーフィーという人は、私の先生でしたけれど、彼に言わせると、予防接種を受けさせるというのは、子供にロシアン・ルーレットをさせるようなものだと。彼はそこまで言っていますよ。

また、ベテランの獣医師ホメオパスのリチャード・ピトケアン氏は次のように言っています。

「百年後には、予防接種がいかに愚かな行為であったか、誰もが知ることになるだろう。今のわれわれが瀉血と水銀治療が愚の骨頂であるのを当然知っているように」。

この言葉は、一九九三年に学会で研究発表したときのものです。彼はアロパシーであまりに治療成果が出ないので代替療法を模索してホメオパシーと出会い、最良の治療法であると確信したんですね。これは私が言っているんじゃないですよ。ベテランの獣医師が言っていることです。でも、みんなこのような声を無視するんです。反論もしない。反論すると多くの人が耳にしたり目にするからでしょうか。無視するとやがて廃れていきますよね。でも、きちんとこのように言っている人がたくさんいる。それを聞かなかった、読まなかった、見なかったとは言えないんです。

※健康を守るのは自己責任

とにかく大切なことは、自分で生きることです。人任せにしないことですよ。大切な子供を、お母さんは預かっている。だから、いろいろと子供の健康にとって必要な情報は何でも自分で調べ上げることだね。たとえば、ヨーロッパのお母さん方はすごいよ。もうインターネットの情報から、本から専門雑誌から、とにかく徹底的に調べ上げて、なぜ予防接種なんて打つんだ？　人道にも反するぞと、みんなでプラカードをもって行進したりして、世の中に訴えたんですよ。

だから皆さん、子供を不健康にして、おとなしくさせたいなら、ぜひ予防接種をしなさいよ。そうすれば、「ナントカちゃん、ここに座っていてね」と言ったら、二時間でも三時間でもちょこんと座っているよ。だって、もうエネルギーがないんだから。でも、子供っていうのは本来、そうではないでしょう。あいつらはデビルですから、もうやるなということをやるし、茶碗はすぐたたき割るし、すごいんですよ、もともとは。それでこそ本当の元気のある子供たちだ。それにいつも興味津々、好奇心旺盛でなければならない、子供たちはね。だからこそ、免疫力も高いってことでしょうかね。ただし、逆もあって今度はアドレナリンが上がりっぱなしで動き回って一時も止まらない、そんな場合もあります。

❄免疫力の強さをどこで判断するか？

ところで皆さん、免疫力は測れないんですよ。それは、免疫イコール抗体ではないからです。そうすると、どこで免疫力の強さをみるかというと、「天使のわっか」が髪の毛にあるかどうか。この「天使のわっか」というのは、髪がピカピカ光っているもの。それから、皮膚の張りがいいかどうか。その子がヤンチャで、親がやるなということをやるかどうか。いつも興味津津であるかどうか。そういうことがないとだめなんだ。子供たちの免疫力が高いというのは、そういうことだ。

たとえば、目がキラキラして、いかにもヤンチャそうな顔をしている子がいる。それは免疫力が高いんだ。だから、何度も言うように、予防接種で子供たちが子供の病気にかからなくなったんじゃなくて、すでにかかってしまっているんですよ。だけど症状を出すことができない、それにかかり切る力がないんですよ。わかった？　病気にもかかれないんだ。かわいそうにね。そういう子供たちがたくさんいると思うわけです。

少しのことで不安になったり泣き叫んだり、恐がったりしてしまうのは、免疫が下がった証拠です。

だから、皆さんも今日、こういうことを知ったならば、実際に行動に移さなければいけないよね。赤ん坊は、一歳までは自己免疫ができていないので、お母さんのお乳に頼っているから、とにかく免疫力ができ上がるまで待ってほしい、……どうしても予防接種を打つならば……。そして、どうしても打ちたいというのであれば、プロフェッショナルホメオパスに相談してください。私たちがやらなければいけないのは、親からもらった健康体をどうやって維持していくかということだ。それが自己管理だ。

❋体毒を出そう！

私たちがしなければいけないことは、ビシャンプが言ったように、体に毒がたまると、体に病原菌が広がる……、それはそのとおりだから、いつもきれいな体でいなければいけないということ。そのためには、本当の解毒をしなければいけない。

そうなると、排泄ということがとても大切だ。腋の下に消臭剤を吹き付けている人は誰ですか。腋臭でも何でも、しっかり出しましょうよ。誰が水虫がかゆくていやだと言って、水虫の薬を一日に何度も塗っているんですか。水虫が出ているうちは、癌にはならないよ。でもそうやって排泄を止めてしまうと出口をふさがれた体毒は逆流して体内にとどまり、さらに血液が濁り、バイタルフォースの流れを滞らせ、癌をつくっていくことになるんです。天花粉を誰がやっているんですか。日頃、みんなあるよね、何か。だから、そういう、抑え込むものをとらないことだ。全部、外に出すんだよ。

皆さん、臭くって悪いね。鼻が出ているけれど悪いね、青鼻が出ているけれど、いいじゃない……。くしゃみも、咳もガンガンやってちょうだいよ。それができる文化にしなければいけない。「あの人、鼻ばかり垂らして、気持ち悪いな」なんて言わないでね。

子供が「鼻が出たら、かまなければだめだよ」って言われて、怒られるから、ズズッと鼻を飲み込んでしまう……。あれは、いったいどこに入るんだよ。そうすると、胃に入るわけで、胃がおかしくなるんですよ。こういうふうに、実にいろいろと考えなければいけない。……ほかにもあるけど、あとで皆さんから質問を受けますから。

❋予防接種の毒を排泄するためのホメオパシーレメディー

次に、毒出しですよね。予防接種の毒を排泄するのも、毒出しの一つです。

ホメオパシーのレメディーでは、スーヤ、ナックス・ボミカ、ソーファー、シリカ、マーキュリーソル、アルミナ、ホルムアルデヒド、ケーライミュア、アンチモニュームタータリカム、アーセニカムが代表的です。それから、ミネラルセットというのがとてもいいので、使ってみてください。ただし、マーキュリーとシリカは相性が悪いので、続けて使わないでくださいね。両者の間に、何か別のレメディーを入れてください。

とにかく、自分でやってみてわからなくなったら、うまくいかなかったら、プロのホメオパスにかかるようにしてください。特に、予防接種の害でおかしくなっている場合は、いろいろマヤズムが立ち上がって複雑になっていますから、全マヤズムが絡み合っているから、マヤズム治療をしなければ解決しないです。

今日は、そういったところです。ありがとうございました。

八．質疑応答

❋アレルギー反応について

【聴講者の質問】由井先生は、未解決な問題があるからアレルギーを起こすと言われましたが、それならば、予防接種で異物がある状態というのは、未解決な状態ですから、外から同じような病原体がくるとアレルギー反応を起こすんじゃないかなと、ふと疑問に思ったのですが、どうでしょうか？

【由井】そこは本当によく理解しなきゃならないことです。まず、減感作療法というのがあるんですけど、皆さん知ってますか？　知らない？　減感作療法っていうのは、アレルギー症状を起こす原因物質、これは抗原と言いますね。たとえば、スギ花粉やハウスダストなんかを少しずつ注射して、徐々に体を慣れさせていくという治療法です。何年もかけてこれをやるんです。

するとアレルギー反応を起こさないようになるんですね。皆さんはもうこのからくりを知っていますね？　そうです。これは慢性化して体が反応力を失ったということ、異物を排泄しようとする力がなくなって、異物を自己として受け入れたということなんです。だって、何度も何度も異物を注射で入れられるわけですよ。ゆっくりゆっくり時間をかけて……。血液中はスギ花粉でいっぱいだ。そして、抗体でいっぱいだ。だけど反応しない。こうなると、スギ花粉が侵入しようとしても反応しない。だけど、お医者さんは、「やっとスギ花粉を克服できました」と言うんです。

何か変ですよね。こうなったらスギ花粉がもう自分の一部となってしまうんですね。スギ花粉が自己となる。こうして不自然な自分が誕生してしまうわけです。これをホメオパシーでは「マヤズム化する」と言います。

実は、今言ったことというのは、予防接種も同じだと思うんですね。不健康な人の場合で、予防接種しても症状があまり出ないというのは、一気にマヤズム化してしまっている可能性があるわけです。一足飛びにマヤズムまで行ってしまう。だから、予防しようとする感染症に本当はかかっていても、発症することがない。でもそれを知らずに、かからなくてよかったと親は喜んでいるわけです。特に、自分の免疫をまだ獲得しておらず、異物を排泄することのできない赤ん坊に予防接種することで、そういう反応できない状況がつくられてしまう可能性があると思うんです。

一方で、予防接種後に症状が激しく出て、死に至る人もいたんですよ。牛痘ワクチンが原因で死亡した人がたくさん出て、バーネットはそれを、牛痘にかかると同時に、天然痘にもかかるから、症状が激しくなって彼らが死んだのではないかって、そう思ったんです。さきほどの例で言うと、アレルギーを出す場合だ。これはまだアレルギー反応を出すだけの力があったということ。まだマヤズム化しておらず、異物を排泄しようと一生懸命頑張ろうとしていたということだ。この場合、バーネットが推測したように、牛痘と天然痘の両方にかかるっていうことで、しかも牛痘のほうは慢性化している状態だ。だから、予防接種しないで天然痘にかかるより、症状がひどくなって、死亡率も高くなったんじゃないかと思うわけです。今の恐ろしい予防接種では、一気にマヤズム化して、そういう反応も出ない、ようするに減感作療法によってアレルギー症状が出なくなるようなことが、最初から起こっているかもしれないということです。了解？

アレルギー反応が強すぎると、生命が危うくなりますよね。だけど、この激しい反応というのは、牛痘ワクチン接種によって牛痘ウイルスを排泄することができず慢性化したから、生じたんだということです。ピーナッツでアナフィラキシーショックを起こすから、減感作療法でピーナッツを注射しましょう、というのは、おかしいんですね。正しい方法は、ピーナッツのタンパク質を排出できるよう免疫力を高めることなんです。

これは心のアレルギーでも全く同じです。向精神薬で心や感情を抑圧して感じないようにしても、問題は自分のなかに有り続けるんです。こだわりの自分がマヤズム化してしまい、自分にとっての真実になってしますのです。狭い現実に自分自身を永遠に閉じこめてしまうのです。

※大人になってからだと症状が重くなる理由

【聴講者の質問】今のお話と関連すると思うのですが、大人になってから麻疹（はしか）にかかると症状が重くなると、よく聞きますが、どうしてそうなるのか説明してもらえますか？

【由井】これにはいろいろと理由があると思うけれど、さきほどの関連で言えば、深く潜在化して慢性化して、たとえば、麻疹ウイルスに感染したとしても、それを症状として出せない。だけど体が健康になってきて、麻疹ウイルスはやっぱり異物だとなったら、外から来た麻疹ウイルスに感染すると、体が激しく反応するんですね。でもそれは、そういう反応ができるようになったということなんですね。そして、それが引き金になって、血液中の麻疹ウイルスを押し出そうとして、急性症状になるんです。だけど、それまでずっと麻疹ウイルスにかかっていた状態だったから、排泄するときにはたいへんになるということじゃないかと思うわけです。自分の一部となったものを後に一部でないと認めたときは身を切られる思いで排泄するものです。

それから、予防接種してもかからない場合、体は予防接種の毒も排泄しなければならないから、理屈から言えば、予防接種した人のほうが症状が重くなるというのは当たり前のことだと思うんですね。それで、今思い出しましたけど、予防接種してそれでも感染した場合ですね、そういう場合もあるんですが、自然発症より症状が重くなるらしいんです、実際に。さきほども言いましたけど、予防接種によって予防接種病にかかったうえに、自然の病気にかかるから、予防接種した病気にかかった場合、自然発症より重症になるのは当たり前なんですね。

それに、子供のころというのは、まだ純真無垢でそれほど体毒もたまっていないから、そんなにひどくならないんだけど、大人だと、いろいろと体毒がたまっているので、ひどくなると思うんですよ。最初に言いましたけれど、子供のかかる病気というのは、マヤズムの負荷を減らすためのものなんですね。だから、大人になってからかかるということは、それまでのいろんなものを一掃するということだから、どうしても重症になってしまうわけです。

❋ポリオワクチンの害、水いぼについて

【聴講者の質問】私の四歳の娘について、おうかがいします。私も、抗生物質や解熱剤の害については、少しは知っていましたので、使わないようにしていたのです。ただ予防接種は、無料で接種できるものは受けさせたんですね。生後六か月ぐらいから受けさせたんです。それで、ポリオの予防接種を受けた後で、なんだか娘が具合が悪いようでしたので、「先日、ポリオのワクチンを打ったんです」と、予防接種を受けた病院に伝えまして……。

【由井】どういう感じで、娘さんは具合が悪くなったの？

【聴講者】鼻水がたくさん出て、青白い顔をしていて、微熱が続いたんですね。なかなかよくならない様子で、ときどき耳だれを出す状態でした。

【由井】膿をつくったんだよね、たぶん。

【聴講者】耳だれのほうは、「耳だれが出ました」と言って、お医者さんに診てもらっても、もう治っているという感じで……。そのとき、その病院で抗生物質とか出されて、最

後には血液検査もしましょうということになって、またたいへんだったのです。

それで、お医者さんが、「炎症反応が強いから、入院して抗生剤を入れましょう」と言うので、結局、抗生剤を入れたんですね。そのとき私は、「先生、炎症の原因を教えてください」と言ったのですけれど、ポリオワクチンが頭のなかにあったので。

【由井】それを口に出して言うことはないでしょう。耳を病むのは、結核マヤズムの負荷を軽くさせるために、そこから排泄するわけです。

【聴講者】そうなんですか……。それで、原因は不明ということにされて。それでその後、母乳も長い期間続けています。自然卒乳ということで。

【由井】何年ぐらい飲ませていたの？

【聴講者】まだ飲んでいます、四歳の娘は。

【由井】そうすると、膿をつくる体質になりやすい。

【聴講者】そうなんですか。今はかなり元気になっているんですが。でも、風疹、水疱瘡、おたふくかぜには、まだかかってないんですね。

【由井】まだ四歳ですからね。まあ、病気にかからなくても、何か炎症があったりとか…

……。うちの息子みたいに、アトピーの汁がバリバリ出るとか、そういうのがあったら、それでいいから。そこで体毒が出ていっているからね。要するに、何も出ないというのが困るんだね。子供の病気にもかからない、汗もあまりかかないし、熱も出さない、発疹も出せない、そういう子供が行く末、癌になりやすくなる。

それで、あなたの娘さんはカーシノシンのレメディーがいいでしょう。癌のレメディーです。それと、なるべく早くお乳をやめることだね。お乳をやめることによって、娘さんの消化酵素も変わっていくんですよ。お乳主体の消化酵素から、食べ物主体の消化酵素になっていく。それを早く促進してやらないと、あなたのお乳はたぶん、娘さんの体の中で膿になってしまうだろうね。

【聴講者】お乳はもうほとんど出てないので、まあ……。それで、娘の水いぼが少し気になっていまして……、去年は水いぼが多くて、プールに行ったら、水いぼがあるから治療してほしいと言われたんです。それで去年は、水いぼを潰したんですけれど、どうやら今年も出そうな感じです。アンチモニューム・クルーダムかなと思ったんですけれど、スーヤの方がいいのでしょうか？

【由井】そうだね、スーヤのほうがいいね。手に出るいぼはコースティカムがよかろうし、水いぼ系はスーヤがいいだろうし、それでもだめだったら、まだほかにもレメディーはありますけれどね。

【聴講者】カーシノシンとスーヤとコースティカムですね。それで、最初のポリオワクチンですけれど、この予防接種の毒を出すためのレメディーは結局、何がいいのでしょうか？

【由井】それには、ポリオワクチンのレメディーがいいでしょう。ホメオパスにかかられて、やってもらったらいいです。もう、ポリオだとわかっているんだよね。ポリオでそうなった、原因となったものはポリオワクチンだ。だから、ポリオワクチンのレメディーがあるので、それをホメオパスに出してもらったらいいよね。それから抗生物質の毒出しもしたほうがいい。

【聴講者】水いぼと予防接種の害は、あまり関係ないのですか？

【由井】いえいえ、すごくありますよ。水いぼができるというのはサイコーシスという淋病マヤズムが立ち上がったからだ。予防接種をすると、淋病マヤズムが立ち上がるわけ。水いぼができたり、魚の目ができたり、いろいろするんですよ。

❄麻疹にかかり切れなかったケース

【聴講者】キッズ・トラウマ・セミナーのマテリア・メディカを聞いていて、ビスマスの霊的にも作用するということを聞いて、今たまたま、昔の話を思い出したので、ここで皆さんに紹介させていただきます。小学校低学年のお子さんだったのですけれど、川に落ちてそのまま三か月くらい見つからなかったんです。それでもちろん、死体となって三か月たって上がったわけですけれど、その子の遺体が、警察の霊安室に置いてあって、子供の親が会いに来たときに、その子の体から、全身の毛穴から、血とか汗とか水とかが出てきたそうです。

警察の方が言うには、行方不明になっていた人が、死体となって親とめぐり合ったときには、いつもそういうふうに出るんだそうです。こういう不思議な話を、ちょっと思い出させていただきました。

【由井】人間は体だけで生きているのではないのですからね、魂もあるし。

【聴講者の質問】それで、次男のことなんですけれど、上の子供が三歳のときに、自然に麻疹（はしか）にかかりました。それで、そのときに次男は、生後二か月だったんですね。私が、麻疹にかかった上の子を病院に連れていったら、医師から、「このままでは次男にも麻疹がうつるから」と言われて、それで生後二か月の次男に、麻疹がうつらなくなる注射をされたんですが……。次男は今、十五歳になっていて、麻疹にはまだかかっていません。でも、あのときの注射は予防接種ということなんでしょうか？

【由井先生】そうですね……。ここで少し、話を整理しておきますね。予防接種とマヤズム治療、インナーチャイルドのこととか。

昔の、大本教の開祖の出口なおさんは、天界からメッセージが来るという方だった。それで、予防接種についても、あれはいちばん恐ろしいものだから、あんなものは打つものではないというメッセージをもらっているわけですよ。また、疥癬にかかったら治療してはいけない、皮膚発疹が出ても治療してはいけないと言っていたわけですね。

こういうことを知ると、すごいなと思うんですね。これは実際、ホメオパシーの考え方にも非常に近い感じがする。

それで、体毒が皮膚に出てくるというのは当然で、皮膚の組織というのは、六か月あれば再生しますからね、本当に。でも、肝臓とか、腎臓とか、心臓などの、臓器組織の細胞を再生するには、たいへんな時間がかかりますよね。

とにかく、体の中に毒があった場合、そこから外側に向かって出して、再生力の強い部分である皮膚に毒をもっていくというのは、とても合理的でいいことですよ。ですから、下痢をして毒を外に出すというのも、同じことですね。外に出す手段として、消化管を使うわけです。腸の内壁組織は、たいへんな再生力があって、いちばん外側にある上皮細胞は、二〜三日で再生するらしいですから、たぶん皮膚より再生力があると思います。

腸の内壁のいちばん外側、先ほど言った「ちくわ」の内側の部分ですが、上皮組織は、どんどんはがれて新しくなる、はがれたものは大便として排出されるわけだ。

ただし、下痢をして毒を外に出すのはすごくいいことなんだけれど、人間というのはすぐ、「下痢便ばかりしていては」とか言って、また下痢止めを飲んだり、子供に飲ませたりするわけですね。そうやって今まで、人類の抑圧の歴史が……、病気を内側に押し込めるという長い歴史があるわけです。

その長い長い抑圧の歴史の結果、エイズだとか、膠原病だとか、癌だとか、自己免疫疾患がのさばっているわけですよ。このままいけば、もっともっとマヤズムが増えて、私たちは退化の一途をたどるんですよ。だから、ホメオパシーを今やらなければ……。私が知っているかぎりでは、ホメオパシーだけがマヤズム治療が可能なわけですね。

それで、マヤズム治療というのを、ここで簡単に説明します。私たちは、一度完全に自分自身となってしまったマヤズムを外に押し出すわけには行かないんです。どうしてかっていうと、夢のなかでそれが夢だとわからないように、一度自分となってしまったものを自分ではないと認識することはできなんですね。物質レベルでは、遺伝子に相当すると思います。遺伝子に組み込まれてしまっているわけですよ。マヤズムが細胞の一部になってしまっているわけで、もう切り離せないわけですね。

ただ、それが立ち上がって悪さをしないようにする、それがマヤズム治療なんです。しかし、これをやらないと、どんどんマヤズムが病気をのみ込んで、本来の自分でない非自己がどんどん自己になっていってしまいます。今以上に、人間が自然さから離れ異常になっていってしまうわけです。そうならないために、マヤズム治療がある、そう思ってください。マヤズムそのものを解放したいと思ったら、たぶん聖者の元で修行しなきゃならない。

皆さんが病気にかかりやすくなっている状態、そういうときが、マヤズムが立ち上がっている姿なんです。そういう場合、抗×××マヤズム・レメディーを入れて、マヤズムを寝かせてしまうわけです。そうしてマヤズムを寝かせると、もう立ち上がって悪さをしないからです。マヤズムがおとなしく寝込んでくれるようにもっていくのが、マヤズム治療です。

ところで皆さん、抑圧というのは薬剤だけではないんですよ。思わぬところに、抑圧があったりするんです。ミントもそうですし、きつい香辛料や、激辛ラーメンだってそうだ。においのきついものは抑圧だし、精神的な抑圧もある。たとえば、しゃべりたいのにしゃべれないとストレスが生まれる。そこから病気になるというのがあるわけですよ。

あなたがぐっとこらえて、しゃべりたいけれど我慢する、しゃべりたいけれど口を閉ざすというのを長い期間にわたって続けると、これはもう病気にならざるをえない。でも、しゃべれば病気は治るんですよ。だから、いろいろと語る場がなくてはならないよね。人間には。本音を言い合える場が必要だよね。

とにかく今まで、日本人というのはもう……、周りの環境に適応して、目立たずに、ものの静かに、騒動を起こさずに生きる、そういう文化ではないですか。だから、それを破る人というのは嫌われるわけです。岡本太郎みたいに「芸術は爆発だ！」みたいな感じの人は、なんか脂っぽいと思われる。変人扱いされるんですよ。

だけど結局は、家庭内でもどこでも、やはり問題が起こるわけですよ。それを、臭いものには蓋ということで、見ないようにするというのは、抑圧に通じる。ここにマグネシウムの不足があるわけ。マグネシウムが足りないと、けんかもしないような人間になってしまう。だから、もっとマグネシウムが多くあれば、自己主張もするようになる。


でも実際的な問題は、両親の不仲というか、お父さんとお母さんがいつもけんかをしているという家庭で育つと、自分は「けんかだけはすまい」と思ってしまうところがある。こういう環境で育った子供たちは少し問題になるわけです。子供は、家族のけんかをいつも見ていて、「いやだな、この家庭は……。あの騒々しい声はもう聞きたくない」となって、結果としてこの子たちは、何事にも「とにかく丸く収めたい、適当に穏便に」となってしまう傾向があるわけです。それでもまあ、マグネシウムがいっぱいあれば、ものすごい勢いでけんかの輪のなかに飛び込んでいくような人間になれるんだけれど……。

私なんかも、生まれたときから父親がいなかった。母親とお兄ちゃんが二人いて、そのなかで何とか生き延びてきたわけですよ。でも、私は自己主張が強かった。これが私のいちばんよいところかな……。

夏になると、スイカを食べますね。母親が切り分けるんだけど、「お兄ちゃんばかり、スイカが大きいじゃないか」と、すぐに反応した。見たらすぐわかるんですよ。今でも、ご飯をつぐときも、「あれ？　私のは少ないね」なんて、そういう部分にすごく敏感です。でもほら、そうやって外に向かって出ている以上は、病気にはならないんだよ。抑圧するのがよくない。何はともあれ、抑圧はしない、外に向けて出すということだね。

何でも外側に出す。自己主張だって、うまくやればいいんだね。何でも最初からけんか腰で言う必要はないよね。たとえば、人に何か言われて気に障ったときに、「あなたが言ったことはすごくグサッときたんだけれど、なぜグサッとくるのかよく考えてみたのよ」と、冷静に話しかけてみる。「そういえば母が私に、毎回毎回、全くあなたと同じことを言っていたということが、やっとわかったの」って……。「なんか、横目でにらんだりしてごめんね」って、そんなふうに。

そうして自分自身が、「本当は、自分と母の関係がうまくいっていなかったのがよくわかったんだわ！」となったら、すごくよいことだ。そこから、自分への問いかけができるからね、きっかけになるわけ。なぜ、あの言葉に自分は動揺したんだろう？　なぜ、あの人の態度に自分は動揺したんだろう？

こうして、内へ内へと問いかけていくわけですよ。そうしたら、子供のころの両親……、夫婦仲のことだとか、兄弟との関係だとか、じいちゃん、ばあちゃんに怒られたことだとか、もういっぱいあるわけだ。そこのところが癒やされてないんだね。自分のなかに小さい子供がいて、インナーチャイルドが泣いているんだ、苦しがっているんだ、つらいんだ……。それを自分自身が自分のインナーチャイルドを理解してあげると、大人のあなたが理解してあげれば、この子供は、あなたのなかにいるインナーチャイルドは、静かになるんだよ。

それで、ご質問の答えだけれど、ご次男は麻疹にかかり切れなかったわけだね。そういう場合に、ブライオニアというレメディーは、そういう過去の出し切っていない症状をどんどん出していって、より強くなっていくのに役立つんです。かかり切れないときに、このブライオニアをとると、すごくいいわけ。それから、ナックス・ボミカやソーファー、シリカもいいよね。こういうレメディーが、症状を外へ外へと押し出すからだ。

❋川崎病と予防接種

【聴講者の質問】今日は、実はびっくりしました。川崎病も予防接種が原因と考えられると、そういう由井先生のお話をうかがって……。そういえば、うちの子は六か月のときに、BCGの予防接種をして、十一か月のときに川崎病を発病してしまって、一か月入院しました。やはり関連性があったのかなと、今は感じます。

それで、「川崎病の子供をもつ親の会」のお母さん方も、皆さんが川崎病の原因を知りたがっていて、でもお医者さんは、「原因がわからない」の一転張りなんですね。うちの子は血液製剤も使われましたし……。とりあえず、どんなレメディーがいいのでしょうか？

【由井】川崎病というのは、まず口の中を見て、舌が「イチゴ舌」になっているかどうか？　あのイチゴのように、赤くブツブツしているか。それから、手の先にブチブチが出ているかどうか？　心臓の冠動脈につまりがあるかどうか、そういうことを診るわけですよ。

でも本当は、川崎病というのは、それほどの難病ではないんですよ。そもそも、川崎病にいちばん良いレメディーはベラドーナです。イチゴ舌といったら、ベラドーナですね。ベラドーナは皆さんよくご存じの基本的なレメディーです。手足が赤くなるんですよ。最終的に、皮がむけるんですよ。そして、手が真っ赤っかになるんです。これってベラドーナの特徴じゃないですか？

頻繁にこのレメディーを入れなければだめだね。熱が出るから、この子たちはね。それで、ものすごい炎症を起こすわけですよ。私が担当している川崎病の子もそうです。

でも周りの大人たちが、少しでも熱が出たり、ブツブツが出ると「これは川崎病だ！」と、すぐに病院に走るんですよ。それでは、ホメオパシー療法をやっている意味がないよね。レメディーを入れたら、このブツブツは一回は出てくるんだって。だからいつも、「一回ブツブツが出てきて治るんだから」って言うんです。頻繁にこのレメディーを、ベラドーナをとってくださいと、アドバイスしました。

【聴講者】うちの子の場合は血液製剤も使って、一か月も入院させられてというので、何か変ですけれど……。でも、その後は健康です。

【由井】あなたのお子さんは、いろいろとトラブルを乗り越えて元気でいる。だからもちろん、病気で死にはしないと思いますけれど、やはり、大切なＤＮＡに傷が入らないようにしていかなければいけないです。それには、解毒するのがとても大事です。心も体も、ともに解毒して、がんばってほしいです。

それで、心と体の解毒ですね。今は「毒出し」がはやっています。それには、まず正直であればいい、みんながね。うまく自分の心の内を出し、うまく自分の体から毒を排泄させるのが大切だ。だから、酒ばかり飲んでいてもだめ。酒ばかり飲んだくれていても、解毒できるわけでも、下痢が止まるわけでも、健康になるわけでもないんですよ。

ところで、夜は十時になったら寝るんですよね　皆さん。えっ？　違うんですか？　朝は五時になったら、もう起きるんですよね？　えっ？　起きない？　うーん。日々の生活をきっちりしないで、ただレメディーをとるだけでよくなろうと思うのはだめですよ。あなたが健康を守るというとき、心気症になる必要はないんですよ。たとえば、近所のスーパーの売り場で、「ああ、これはビタミンAが入っている。こっちにはCが入っている」とか……。そんなのはだめです。

私のところによく来られる方、癌の方ですけれども、「何を食べたらいいでしょう？」と質問される。でも、「あなたが食べたいものを食べればいい」と答えるわけ。なぜなら、自分の食べたいものが栄養になるからです。食べればいいんですよ。

とにかく、自分たちの訓練がいるということだ。訓練をしなければいけない。自己を守るために、自分の健康を守るために、そんな生半可ではだめですよ。ある程度、体操もしなければいけないし、誰か人を嫌ったときには、自分に問いかけなければいけないし……。

実際、健康で正直に生きることは、生半可ではできないんだよ。でも、これを自己訓練と考えると、皆さんは自分で訓練ができるようになっている。レメディーをとれば、より早く自分のこだわりに気づくことができる。そのために、レメディーは用意されてあるみたいです。あのハーネマン先生が、「これは神の治療法だ」と叫んだんですよ。私たちもそのように思っているわけです。

私たちは人生のなかでいろいろと苦しむわけですね。もうド壺にはまってしまって、這い上がれなくなったときに、レメディーが光を放つと思うのですね。ホメオパシーのレメディーが家庭に入ったら、家庭内は変わっていくよ。あんなに暗い家庭だったのに、一気に変わっていった家庭、何軒も見ています。

感謝の手紙もたくさんいただいているけれど、ここに来ているのは、まさに氷山の一角ということだ。まだまだ、家の中にこもって、カーテンも閉めて、外に出てこない子供たちが山ほどいるんですよ。その人たちのためにも、ホメオパスたちは頑張らなければならないわけです。

ホメオパシーのレメディーで子供たちの体を解毒して、次の代のきれいな卵巣と精子をつくっていくわけですよ。卵巣や精子がおかしくなっていくと、どうしても人類は滅びるしかないよね。ホメオパシーが入ると、みんなツルンツルンになっていくから、いい子供たちができる。そして、やはりある程度は、人類は永らえていかなければならないわけです。日本も繁栄しなければならない。立派な国をあとの世代に残さなければいけないのです。

またお会いしましょう。どうも皆さんありがとうございました。

そして、この国を支えるような心も魂も健康な子供をつくりましょう。

九．付録Ⅰ　参考文献

参考文献①『予防接種は果たして有効か？』トレバー・ガン著（ホメオパシー出版刊）

この本は本当に大切なメッセージが入っているすばらしい本ですので、どうか皆さん、読んでください。二〇〇三年に発行したとき、この本をさまざまなメディア、ジャーナリスト、著名人などに約一〇〇〇部配布しました。残念ながら反応はゼロでした。一件もありませんでした。読まずに捨てられたのかもしれません。でも一握りでも読んで少しでも予防接種に疑問をもってくれる人がいれば、その人を通じて何かが変わるきっかけになると信じています。今でも全国の図書館、予防接種に疑問を持って調査している団体や個人などには希望があれば無料配布を続けていますので、ホメオパシー出版までご連絡ください。

参考文献②『ワクチノーシス　ワクチン病（予防接種病）のスーヤによる治療とホメオパシーによる病気の予防法について』J・コンプトン・バーネット著／由井寅子監訳（ホメオパシー出版刊）

本書は、種痘ワクチンによる健康被害を冷静に分析し、ホメオパシーによる治療（レメディー「スーヤ」を用いた治療）の有効性を明解に主張した古典的名著です。

多くの症例が「観察記録」として、きわめて具体的に解説されるため、今日においても大いに示唆に富む内容です。予防接種による健康被害に関心をもつ方、ホメオパシー医学の基本的な考え方に接したいと思われる方は、ぜひご一読ください。

参考文献③『由井寅子のホメオパシー入門』由井寅子著（ホメオパシー出版刊）

本書は、面白い、わかりやすいと定評のあるトラコ先生の一般向け講演を収録したホメオパシー入門書です。話し言葉ですから「誰でも読める」うえ、イラストも豊富、B六判というサイズも便利です。ホメオパシーの基礎（五大原理）があっという間に理解できる、ホメオパシー入門ガイドの決定版です。

十．付録Ⅱ　医師とホメオパスの役割分担について

本書の出版作業を進めているとき、偶然あるオンライン書店のサイトで、私も「まえがき」を書いている『予防接種は果たして有効か？』に対する、ある読者の「カスタマーレビュー」が目に入りました。そこで、このレビュアーの主張することに反論するかたちで、私たちの仕事（プロフェッショナルホメオパス）の位置づけというものを、明確に説明しておきたいと思います。また、このレビュアーの主張に対するトレバー・ガン氏のコメントを紹介します。

＊編集部註……著作権の関係で、レビュアーの「投稿」をそのまま掲載することはできませんので、要約させていただきました。

❋レビュアーの主張（要約）

一．恐れ多くも医師の資格をもたないで、「医療行為」である「ホメオパシーの治療」をするのはおかしい。あくまで医学を修めた医師（「医師法」における医師のこと）が、さらにホメオパシーの勉学に励んだうえで、ホメオパスになるべきである。

二．『予防接種は果たして有効か？』では、「予防接種は抑圧である」などという主張が述べられているが、この本の内容は、ホメオパシーの考え方に沿っているとは思えない。むしろ、異端的ではないか。現代の医学の叡知やその役割を認めない主張は、読者にホメオパシーに対する偏見を与える可能性がある。自分はホメオパシーに共感する医師だが、この本の内容には同意できない。

三．本書の著者たちは、現在、日本脳炎が流行しているインド（5百人以上が死亡。犠牲者は、ほぼ全員が子供。ほかにも二千人以上が入院中）に住んでいたとしても、子供に予防接種をするなと主張するのだろうか。

❋レビュアーへの反論

この人は、①ホメオパシーは医療である、②医療は医師がやるものである、③それゆえ、ホメオパシーは医師しかやってはいけない、という一見したところ矛盾のない三段論法を用いて、医師だけしかホメオパシーをやってはならないという結論を導き、あたかも日本において、不法行為がなされているかのような印象を与えようとしていますが、これは詭弁です。

というのも、そもそも①の前提が間違っているからです。ホメオパシーは「医療行為」ではありません。医療行為とは、聴診器をあてる、薬を処方する、病名を診断するなど、現代医学に基づく治療行為をすることです。そして、その医療行為に関しては、「医師法」で定められる医師という職業に就く者だけが行うことができるということです。

ここでよく理解しなくてはならないことは、医療は、いくつもある治療法のなかの一つであるということです。ですから、医師という職業は、恐れ多いものでも特別なものでもなく、鍼灸師、調理師、教師などと同じように、職業の一つでしかないということです。すなわち、医師とは、現代医学という学問を修得した医療のプロフェッショナルです。

このレビュアーは、医師以外の者が治療をしてはいけないと思い込んでいますが、これは正しくありません。なぜなら、人々の健康と福祉に寄与するかぎり、「医療」という治療法以外の治療法を、そのプロフェッショナルと認められる者が行うことは、日本国憲法において保証されており、事実、社会的に認められているからです。

ホメオパシーは医学ですが、これは「ホメオパシー医学」であり、「アロパシー医学（現代医学）」とは異なる学問体系です。ホメオパシー治療を職業とすることができる者は、ホメオパシー医学を修得した者で、すなわちプロフェッショナルホメオパスであり、医師ではありません。医師という理由だけで、鍼灸・指圧・マッサージ治療をしてよいという法律は、人々の健康と福祉を守るという観点に立ったとき、本来は間違っているものです。

どんな人であろうと、鍼灸・指圧・マッサージを専門に勉強し、その知識と技能を修得してはじめて、それを職業とすることが可能となるのです。これに関しては将来、医師法が改正されるべきと考えます。漢方についても、同じことがいえます。

また医師は、現代医学による治療を行うかぎりにおいて、医療行為を行う許可が国から与えられているのであって、医師という職業の名のもとに、あるいは、クリニックという名称のもとに、現代医学とは異なる治療体系にもとづく治療行為をすることは、本来、国と国民を欺くことになります。それは、医師という名のもとに大工仕事をしないことと同じです。たとえが悪かったならば、臨床検査技師という名のもとに、放射線技師の仕事をしないことと同じです。事実、アメリカとカナダでは、医師会が、医師がホメオパシー治療をすることを禁止する方向に動いています。現代医学によらない治療行為をなすのであれば、医師という職業ではなく、その別の治療法のプロフェッショナルとして治療すべきです。まして、医師だからという理由で、それに関する「資格」が問われることなく無条件に行いうると考えているとしたら、それは大きな誤りです。

私は、現代医学も医師も否定しません。それはとても大事なものであり、必要な職業であると十分認識しています。私がホメオパシーの関連において問題と考えているのは、医師の名のもとにホメオパシー治療をしている医師、そして、資格もなくホメオパシー治療をしている医師の存在です。

医師ならば、医師の仕事を全うすべきです。医師の仕事をするのでないならば、その肩書きを使うべきではありません。医師の仕事を全うしている医師に十分に敬意を払います。しかし、医師でありながら医師を否定している者、医師でありながら片手間にほかの治療法に手を出す者、あるいは、医師の仕事をせず、それでいて自分は医師であると声高に言い、しかも職業的危機感からか、それを医師の職業として占有しようとする人、このようなたぐいの医師を、どのように信用したらよいのでしょう。

また、予防接種がよくないというのは、ハーネマンの時代に、すでにヘリングらの著名なホメオパスによって指摘されており、「異端」であるなどという意見を聞くと、本当にホメオパシーを学んでいるのだろうかと、いぶかしく思うわけです。今回、英国ホメオパスのバーネット医師が約一〇〇年前に書いた『ワクチノーシス』という本が、この本とほぼ同時に出版されます。ホメオパシーを勉強しているならば、この本もぜひ読んでくださいと、この医師に言いたいのです。

以下は、このレビュアーに対するトレバー・ガン氏のコメントです。

※レビュアーへのトレバー・ガン氏のコメント

「寅子へ

私たちは、私たちの陳述に対して反対意見を得ます。そして、彼らのすべてでなくとも、そのほとんどは、彼ら自身に関与することにおける感情的反応でしょう。彼らがいっていることをみると、たいてい、そこには実体がなく、私の講義や書籍等でなされた実体的評論のどれにも焦点を当てていません。ですから、私からの最初の反応は、通常、彼らをしゃべらせておき、明確に見つけだすことです。彼らが何をいっているのか、彼らは何に同意するのか、彼らは何に同意しないのか、そして、彼らは何を支持しなければならないのか。もし彼らが、自分自身に確信があるならば、これは非常にまれですが、彼らは、自分たちが通常、依存しているものの見解に自分自身を委ねなければならないでしょう。

これは、私たちにとってとても簡単です。ですから、次に気をつけることは、そこから評判を得る、または何かそれに類似すること以外、これらの人々にあまり時間を費やさないことです。なぜなら、それは通常、完璧に時間の無駄だからです。

ワクチンを本当に理解する人は誰でも、それらが、ワクチンポリシーに関し、とても薄い氷の上にあることを知っています。通常、あまり知らない者が最も大きな声で叫びます。なぜなら、彼らは最も感情的に関与しているからです。

以下は私からのレビュアーへのコメントです。


『ハーネマンとケントの時代の間、十九世紀と二十世紀初期、ワクチンを信じている多くの人々がおり、同時にそれらは安全で恩恵があると考えていました。たとえば、クレイトン医師、地位の高い疫学者は、一八九九年、『大英帝国百科事典』(Encyclopaedia Brittania)へ、はじめて「予防接種」を記載するように依頼されました。一度はワクチンの効力を信じていた彼は、ワクチンの注意深いリサーチ後、ワクチンは作用しないという結論に達し、その百科事典の初登場には、その陳述が現れました。

彼は、とても尊敬されていた医師だったので、それは印刷されることが許されました。

ハーネマンとケント、そしてほかのホメオパスはまた、ワクチンの有害な影響について理解し、それについて書いた最初の者たちのなかにいます。血液中毒の形成、すなわち、淋病マヤズムの獲得。彼らがそのときにもっていなかったものは、私たちが今になってみることのできる、何年ものワクチンによる影響の結果です。

レビュアーは、抑制理論に対し、訳がわからないと書いています。すると、不幸なことに、彼はホメオパシーの理論や実践を含む、ホリスティック医学の最も顕著な特色の一つを理解していないことになります。

私は、私の本のなかで陳述された理由から、ワクチンを与えることを擁護しません。同様に、インドや、どのほかの国でも、自分自身の結論に達するため、個々を助ける情報を与えます。したがって、私たちは、人々に何をするのかを指示しているのではなく、彼らに、自分の決断をさせることを許しており、これは現代医学の正統派信念と異なります。

レビュアーは、その本が挙げた論議点に関してコメントをしていないので、彼が実際に何をいっているのか、私にはわかりません。日本脳炎に関する彼のコメントに関しては、空疎な美辞麗句です。彼は、ワクチンが発生率と激烈さを減らすといっているのでしょうか？　恐らくそういっていると思います。しかし、具体的に述べていません。彼がそれとなくいっていることの証拠はどこにあるのでしょうか？

日本脳炎は、侵襲性感染として知られており、疾患の原因となると考えられているウイルスは、蚊に刺されることから伝染すると推定されています。この疾患はウイルスによって起こるという、この理論を支持するしっかりとしたデータはなく、ウイルス感染説を支持するような電子顕微鏡写真もありません。

それは、その病理に伴うほかの関連物質による中毒によって、まさに起こるようです。どんな場合でも、ほとんどの感染は亜臨床的で、したがって、侵襲性の成り行きは、感染した人々の少数における、その宿主の弱められた免疫機能しだいです。

そのような、免疫力が損なわれた個々人に対して、ワクチンが免疫能力を増加させるという証拠はありませんが、それらが、免疫能力を減少させるということを示す証拠は多くあります。したがって再度いいますが、レビュアーへの質問は、あなたは何をいっているのですか？　空疎な製薬会社の販売促進トーク以外、あなたの証拠はどこにあるのですか？

レビュアーは、ホメオパシーの専門職によって脅かされているように映ります。加えると、彼の哲学に沿わない専門職、さらにいうと、アロパシー医学の専門職に提携しない専門職。これは、このメッセージの基礎を成すと映ります。これら論点以外に彼のコメントの実体はありません』

寅子へ

これは、あまり考えることなしに私がいうことです。

それは結局、それ以外ほかにほとんど何もない、彼らの多くがとる姿勢、実際、ほとんどの部分が相手にする価値なしです。私の返信を使用していただいていいです。反応を見るのは興味深いかもしれません。しかし、この手のやりとりをあまりに多くしてきたと思います。

しかし、これがあなたの助けとなることを祈ります。

トレバー・ガン」

十一・資料Ⅰ「日本脳炎ワクチン接種の積極的勧奨の差し控え」について

厚生労働省健康局結核感染症課（平成一七年五月三〇日付）

【概　要】

一　経緯

（一）日本脳炎ワクチンによるＡＤＥＭ（急性散在性脳脊髄炎）の健康被害については、予防接種法に基づき、平成三年度以降、因果関係が否定できない又は肯定できるとして、一三例（うち重症例四例）の救済を行ってきた。

（二）本年五月、疾病・障害認定審査会において、現行の日本脳炎ワクチンの使用と、重症のＡＤＥＭの事例の発症の因果関係を肯定する論拠がある旨の答申が出され、五月二六日、厚生労働大臣による因果関係の認定をしたところである。

（三）これらは、いずれも厳格な科学的証明ではないが、日本脳炎ワクチン接種と健康被害との因果関係を事実上認めるものである。

（四）従来、予後は良好であると考えられてきたＡＤＥＭについて、日本脳炎ワクチン以外での被害救済例は二例であるが、日本脳炎ワクチンでは一四例の救済例があり、そのうち、五例目の重症な事例が認知された状況においては、よりリスクの低いことが期待されるワクチンに切り替えるべきであり、現在のワクチンについては、より慎重を期するため、積極的な接種勧奨を差し控えるべきと判断した。

二　厚生労働省の対応

（一）マウス脳による製法の日本脳炎ワクチンと重症ＡＤＥＭとの因果関係を肯定する論拠があると判断されたことから、現時点では、より慎重を期するため、定期予防接種として現行の日本脳炎ワクチン接種の積極的勧奨は行わないよう、各市町村に対し、地方自治法に基づく勧告を行った。

【別添写し】編集部註……省略

（二）流行地へ渡航する場合、蚊に刺されやすい環境にある場合等、日本脳炎に感染するおそれが高く、本人又はその保護者が希望する場合は、効果及び副反応を説明し、明示の同意を得た上で、現行の日本脳炎ワクチンの接種を行うことは認められる。

（三）日本脳炎の予防接種を継続する必要性については、専門家から指摘されているところであり、よりリスクの低いと期待される組織培養法によるワクチンが現在開発中であることから、供給できる体制ができたときに供給に応じ接種勧奨を再開する予定。

（四）各市町村において、日本脳炎の予防接種に関する問い合わせに対応するとともに、念のため、戸外へ出るときには、できる限り長袖、長ズボンを身につける等、日本脳炎ウイルスを媒介する蚊に刺されないよう注意喚起を行う。

十二・資料Ⅱ　私たちはインフルエンザ予防接種について、こう考え、こう呼びかけます！

二度の廃案を経て、二〇〇一年一〇月末、予防接種法が改正されました。インフルエンザ予防接種を高齢者に公的費用を使って行うための改正です。日本には、インフルエンザワクチンを高齢者へ接種する前提としてのきちんとした疫学データは、ありません。また、ワクチンでインフルエンザを予防できるかについては、日本には四六年間にわたる、学童での「効かない」というデータがあります。副作用の危険のあるものを、公的接種すべき」かについて、国民的議論のないまま、今回の法改正に至りました。

インフルエンザ予防接種の公的接種については、他のワクチンとは本質的に異なる問題がありま す。まず第一に有効性についての疑問です。今回の改正は、有効性について、疑問のまま、高齢者対象にとりあえず、五年間やってみようというものです。見切り発車の感を否めません。

第二に安全性についての疑問です。副作用は無いことを前提に実施されることになっていますが、一気に二〇〇〇万人近い高齢者が接種の対象とされることは、過去のＭＭＲワクチンで副作用が多発した経験から言っても大きな疑問があります。

第三に必要性についての疑問です。高齢者施設のお年寄りに本当に必要なものはなにかという議論無く、ワクチン接種だけが高齢者の肺炎によるよる死亡を防ぐと強調されていますが、その陰には、医師会やワクチンメーカーの利権が露骨に見え隠れしています。

第四に、子どもたちへの接種拡大の危険性です。子どもの脳炎・脳症の本当の原因を未だに明らかにしない厚生労働省の真意はなにか、またも、厚生科学研究で行われている乳幼児への効果の調査の目的は何か？……今回附帯決議で接種対象者が「当分の間」高齢者に限定されたこと、五年後の見直し規定がいれられたことから、副作用のおそれのあるワクチン接種が、保育所や学校での接種の復活につながらないという保障はありません。すでに、学校や地域での集団接種が始まっていたり、高齢者施設では、強制力の働く場面で同意の不確かな、接種の強制が行なわれています。昨年、高齢者施設で本人も家族もワクチン接種を拒否したところ、退所勧告を受け、接種したところ、死亡したという報告がありました。接種しないため、イジメを受けているとの報告もありました。

一、効かない・危ない予防接種！

インフルエンザを予防できないから中止されたワクチンです。

■日本は世界で唯一、インフルエンザワクチンが無効であることを証明した国です。

□毎年のべ三〇〇〇万人に打って効果がなかったので中止せざるを得なかったのです。学童に公的に科学的な検証がないまま、四六年間もうち続けたのです。全国的なボイコット運動により、中止されてたった七年。その後新しい科学的根拠をもったデータはありません。
■ワクチンは二九年前から変わっていません。
□高齢者への接種奨励は医薬品評価の厳しいオランダ、北欧、イギリスではされていません。
■厚生労働省の高齢者への有効性の根拠として出しているCDCデータは、異なる七施設での意味のない比較試験で医薬品を正しく評価する無作為二重目かくし法によるものではありません。
□米国では高齢者接種率六五%を超えても、なお超過死亡を減らせていません。

二、脳炎・脳症を防ぐというデータはありません。型が一致しても防げません。

子どもの脳炎・脳症
■脳炎・脳症はインフルエンザだけが原因ではありません。インフルエンザ流行期と脳炎脳症患者発生時期はごくまれにしか一致していません。
□ワクチンを大量に使っていたときに、脳炎・脳症が少なかったというデータはなく、ワクチンで脳炎・脳症を防げるというデータもありません。
■インフルエンザ脳炎・脳症発生とのワクチンの効果についての厚生労働省の研究班の調査では、一九九九年は、ワクチン接種歴がある例はありませんでしたが、二〇〇〇年の調査では三例あり、うち二例は死亡しています。研究班もワクチンの有効性・無効性については「結論は見出せない」としています。つまり、ワクチン接種しても脳炎・脳症は発症しているのです。

□ワクチンが脳炎・脳症を防げるかどうかは、いまのところはわかっていません。でも、消炎鎮痛解熱剤が脳炎・脳症を引き起こすことはまちがいありません。解熱剤の再検討、禁止の徹底をまず行うべきです。

型が一致しても防げません

ワクチン株はWHO国際会議で流行候補株が決められます。しかし、型は各国でバラバラ。その決定が正しかった確率は不明です。インフルエンザウィルスの一年はヒトの一〇〇万年と言われています。一シーズンでも型は変わります。ワクチンはその変異に追いつけません。血中抗体価が上がっても、感染防止に効果があるかは疑問です。

三、高齢者へのデータも信頼できるものはありません。

ハイリスクといわれている高齢者については、高齢者施設の環境整備(個室の増加)・医療体制の充実、こそが大切です。子どもの脳炎・脳症は解熱剤への注意と救急医療体制の充実が必要です!

厚生労働省の資料によれば、高齢者死亡は、人口一〇万人に対して〇~一二、一三人です。二五〇〇万人といわれる高齢者全員にワクチン接種しても、インフルエンザによる超過死亡を減らせるという見込みはないのです。

世界で唯一信頼できるオランダの無作為二重目かくし法による高齢者への有効率のデータ(ゴヴェルト論文)では、一人の罹患を防ぐには、六二人に接種しなければならないという結果でした。

四、副作用を甘くみないで！

一九七七年から一九九四年までインフルエンザ予防接種を義務接種として受けた人はのべ三億二九三三万九六一五人。ワクチンによる被害認定は一一八人。副作用の割合は認定されているだけでも一〇〇万人に九人。認定されてない比較的症状の軽い人は約一〇倍以上いると考えられます。一万人に一人の副作用は全然安全とは言えません。病気予防のための接種で被害がでることは許されません。九四年以前に接種対象でなかった乳幼児では、どんな副作用がでるかは全く未知数です。

日本では、過去の反省が生かされず、今度は、有効性はあいまい、副作用は未知数の高齢者に接種しようとしています。医師会の代表者は、副作用の多発を恐れて「医師の身分保障」ばかり強調してきました。そのため、予防接種法で「公的救済」をするとして、法律に入れられました。でも、もともと病気を持っている高齢者の方の副作用については、因果関係の証明は困難。仮に、認定されても医薬品副作用被害救済・研究振興調査機構法並と言いながら、それ以下の水準での対応です。予防接種法にむりやり入れられましたが、国に予算（地方交付税交付金による）は七〇億円、それ以外五〇〇億円以上の負担は自治体や個人の無駄な負担となります。

そんなワクチンを「打つべきかどうか」、よく考えてください！

インフルエンザの病気としての危険性という言葉にまどわされず、インフルエンザワクチンが効果的で必要なものかどうか、一人一人が情報を得て、判断することが大切です。

元公衆衛生院の先生で、保健所所長を経て、現在老人保健施設で高齢者に接している、母里啓子さんが、施設の入居者、保護者へこんな呼びかけをされているのをご紹介します。

入居者ならびにご家族の皆さまへ

介護老人保健施設　　施設長・母里　啓子

ここ三、四年、インフルエンザの流行により高齢者に肺炎や合併症による重い健康被害が起きるとし「老人施設の入居者やスタッフに予防接種を行うように」という、強いお勧めが監督官庁から出されるようになっています。今年も、暑い夏から通達が出されていました。（これは、今年作るワクチンの量はすでに決められて、作りはじめているためです）。

しかし、この予防接種は、ほんとうに有効で、必要なものなのでしょうか？

インフルエンザの予防接種は、四六年にわたり社会防衛の為にと、学童に集団接種が義務づけられていました。その間、その有効性・安全性への科学的根拠が慎重に検証され、議論されつづけた結果、一九九四年に法律が改正され、集団接種は取りやめになりました。学童への接種は有効性が疑問視されたのに、高齢者への接種は有効だという根拠は、いったいなんなのでしょうか？　高齢者が接種していなかった時代に高齢者のインフルエンザは社会問題になりませんでした。

じつは私は、国立公衆衛生院の感染症室長としてインフルエンザをはじめとする感染症の研究に従事してまいりました。そして、インフルエンザ・ワクチンが有効でないという調査・研究を前橋市医師会とともに行ない、この法律の改正の一端を担いました。その後も、横浜市のいくつかの保健所長として、高齢者へのインフルエンザ・ワクチンの接種を無原則に拡大しようとする厚生省の政策に反対してきました。

私が研究者として世界中のデータを検討した限りでは、残念ながら、高齢者への接種が有効だという根拠は見あたりません。よく海外では高齢者への接種が行われていると喧伝されますが、米国ではすでに高齢者施設のお年寄りに接種しても効果がないというデータが出はじめています。また、日本で唯一の有効とされているデータも、信頼性が低く、納得できるものではありません。

もともと、インフルエンザ・ワクチンは流行する前に流行を予測して作るので、作ったものとタイプが異なるものが流行した場合、その効果は期待できません。また、高齢者への副作用については未知数のまま、積極的な解明の努力も見られません。さらに、当施設に限らず、面会者がウィルスを持ち込むことを厳密に防げるでしょうか？　面会をすべて禁止するのでしょうか？　専門的な説明は煩雑になるので省きますが、インフルエンザの流行を防ぐことは今のワクチンでは不可能と当局も認めており、罹った場合に軽くすむと言っています。しかし軽くすむという言訳の訳の判らぬワクチンは要らないというのが私の結論です。

痛い思いをして接種しても、効果が定かでなく、副作用も未知数というのでは、当施設の施設長として入居者の皆さんにインフルエンザの予防接種を行うことはできません。もちろん、インフルエンザをはじめとする風邪の対策には万全を尽くしたいと思っています。ご家族の方にもご協力いただき、早めの養生に努めたいと思います。手を洗うこと、うがいをすること、そして、室内を乾燥させないこと、水分を充分補給することが、風邪の予防の基本です。

入居者ならびにご家族の皆さまのご理解、ご協力をよろしくお願いいたします。

私もこう考えます。子どもにはやらないで！ インフルエンザ予防接種

小児科医　毛利子来

親と医師の方々に訴えます。乳幼児・学童・生徒・受験生・学生に、インフルエンザ予防接種はしないでください。その理由は、インフルエンザ予防接種の子どもへの有効性が認められないからです。

事実、一九七七年から一三年間にわたり、五歳以上高校生まで強制的な接種を続けてきたけれど流行阻止効果はなく、個人の重症化阻止効果も疑わしいことが分かって、予防接種法からはずされたという経緯があるのです。そして、その後、これを覆すほど確かな研究データは出ていません。

そのために、厚生労働省も、子どもへの効果は不明として、去年から研究班を組織し、三年計画で結論を出すことにしているのです。また、一〇月から改正された「予防接種法」でも、子どもは

インフルエンザ予防接種の対象にはなっていません。

ですから、この段階で、子どもに「効く」と信じて接種を受けさせたり、「効く」と決めつけて接種を勧めるのはどうかと思われます。それも、安全性の高いワクチンならまだしも、稀とはいえ重い副作用があるのですから、安易に接種すべきものではありません。そのうえ、子どもはインフルエンザという病気に比較的強く、ほとんど普通のカゼと同じか、ちょっとひどいカゼといった程度。たいていは二、三日か、せいぜい四、五日で治ってしまうものでもあります。

脳炎や脳症も、インフルエンザそのものより、圧倒的に解熱剤が原因であることが明らかになっています。

もしインフルエンザに罹ったり重くなるのが心配なら、無理をさせないにかぎります。どんな病気でも、疲労と睡眠不足がいちばんの誘因になるからです。無理をしながら予防接種で病気を防ごうとするのは本末転倒です。

乳幼児にすすめるなどもってのほか！

全国予防接種被害者の会元代表・吉原賢二

インフルエンザワクチンの効果の検証は全く不十分。前橋市医師会はこのワクチンの予防効果がないことを示した。なぜこうなるのかの説明はワクチン有効論者からはないにひとしい。予防効果のないワクチンは実力のないワクチン。重症化防止にどれだけ役立つか、眉唾ものと思うのは私一人ではあるまい（吉原さんのお子さんはインフルエンザ予防接種により重篤な被害をうけられました）。

■子どもの脳炎・脳症にワクチンが効くというデータはありません。
■健康な子どもにインフルエンザワクチンを接種している国は、世界中にありません。
■高齢者へのワクチン効果で、最も信頼できる外国データでは、ワクチン接種群に死亡が二倍も多くでています！

インフルエンザ予防接種について、私たちはよびかけます

一．子どもに接種するのはやめましょう。

二．高齢者施設での接種の強制に反対し、医療体制の充実を求めましょう。

三．無意味な自治体の公費負担に反対しましょう。

〔よびかけ団体〕

ワクチントーク全国　事務局長　藤井俊介

日本消費者連盟　代表運営委員　富山洋子

＊編集部註……当「呼びかけ」資料は、読者の方に参考としていただくのにふさわしい内容であると考え、了解を得て転載させていただきました。当呼びかけ二団体とホメオパシー出版との間に特別な関係はございません。なお、当「呼びかけ」等の資料に関する詳細は、ワクチントーク全国のサイトをご覧ください。http://www.ne.jp/asahi/kr/hr/vtalk/index_old2.htm

日本のホメオパシーインフォメーション

二〇〇五年十月現在

ホメオパシー出版編

日本ホメオパシーグループ一覧

団体種別	名称
協会	日本ホメオパシー医学協会（JPHMA）
学会	日本ホメオパシー医学学会（JPHMS）
学校	ロイヤル・アカデミー・オブ・ホメオパシー（RAH）
センター	日本ホメオパシーセンター
啓蒙団体	ホメオパシーとらのこ会
クリニック	日本ホメオパシー医学協会提携クリニック
啓蒙・販売	ホメオパシージャパン株式会社
商品店舗	ホメオパシックファーマシー
出版	ホメオパシー出版有限会社
書籍店舗	ホメオパシーブックス
研究所	ホメオパシー研究所株式会社

＊連絡先、URL等は、各セクションに記載してある情報をご覧下さい。
＊最新情報は、各ホームページをご覧下さい。

■日本ホメオパシーグループ　Japanese Homoeopathic Group (JPHG)

日本ホメオパシーグループは、一九九八年四月の日本ホメオパシー医学協会設立と同時に日本に初めて設立されたグループ団体で、日本ホメオパシー医学協会とその認定機関から構成されています。日本ホメオパシー医学協会は、各ホメオパシー関連機関の認定機関として機能し、日本ホメオパシー医学協会の認定を受けた各機関は、日本ホメオパシーグループ内に帰属します。日本ホメオパシーグループの目的は、日本ホメオパシー医学協会と同じところ、すなわち、日本におけるホメオパシー医学の正しい普及と発展のために、これに関する知識と情報の交流ならびにその研究の推進を図るとともに国際協力に努め、広く社会に貢献することにあります。

〒151-0061 渋谷区初台 2-1-4 東京センター本部ビル 4F 日本ホメオパシー医学協会内
TEL:03-5352-7766　FAX:03-5352-7767　Email:office@jphma.org　URL:http://www.homoeopathy.gr.jp/

■協会　日本ホメオパシー医学協会　Japanese Homoeopathic Medical Association (JPHMA)

JPHMA は、日本ホメオパシーグループ内で認定機関としての役割を持ち、日本における正しいホメオパシー医学の発展のために、JPHMA の理念に賛同する個人（認定ホメオパス、ホメオパシーの発展に貢献した個人）、団体（ホメオパシーの発展に貢献する団体）、法人（ホメオパシーの発展に貢献した法人）を認定しております。そして、日本ホメオパシーグループ内において、JPHMA の認定を受けている個人、団体、法人が JPHMA が認める質の高いホメオパシーを国民に提供していることについて常に審査しております。

たとえば、認定しているセンターまたは個人・団体に対する苦情や意見をまとめる機関となり、各センターまたは個人・団体に事実確認をとり、調査し、問題を明確にして、改善するよう指導を行なっております。また、JPHMAの認定を受けたホメオパスが、質の高いホメオパシー治療を国民に提供し続けることができるために、定期的に、国内外の著名なホメオパスによる講義を開催し、常に新しいホメオパシー治療の提供と指導を行っております。

さらに、日本国民を混乱させないよう、正しいホメオパシー情報を提供しております。国内外のホメオパシーに関わる誤った報道においても、JPHMAとして意見をし、日本のホメオパシー医学が方向性を間違えることのないよう、ヨーロッパのスタンダードを基本としたホメオパシー医学のあり方を、日本に正式に伝える立場としての責任を果たすことが重要であると考えております。

〒151-0061　東京都渋谷区初台 2-1-4 ホメオパシーセンター東京本部ビル 4F
TEL:03-5352-7766　FAX:03-5352-7767　Email:office@jphma.org　URL:http://www.jphma.org/

■学会　日本ホメオパシー医学学会　Japanese Homoeopathic Medical Society (JPHMS)

日本ホメオパシー医学学会(JPHMS)は、一九九九年四月に発足した、日本ホメオパシー医学協会(JPHMA)内にある学術学会です。二〇〇一年九月、Liga（国際ホメオパシー医師団体）の正式日本代表団体と認定されました。

〒151-0061　東京都渋谷区初台 2-1-4 ホメオパシーセンター東京本部ビル 4F
TEL:03-5352-7766　FAX:03-5352-7767　URL:http://www.jphma.org/bunkai/index.html

■学校　ロイヤル・アカデミー・オブ・ホメオパシー　Royal Academy of Homoeopathy (RAH)

一九九七年設立の日本唯一のプロフェッショナル・ホメオパス養成カレッジ(四年制)であるRAHはグループ内で専門教育機関としての役割を担い、プロの認定ホメオパスを養成するための専門学校として、HMA(英国ホメオパシー医学協会)認定ホメオパス、もしくはARH(英国認定ホメオパス連合)認定ホメオパスを日本において育成することを目的としています。

日本ではホメオパシーは国家資格となっておりませんから、プロのホメオパスとして活動するには、しっかりとした教育機関での教育と、ホメオパスに足る知識と実践能力が厳格に試験され、合格して初めてホメオパスを生業とすることが客観的に保証されると考えております。ですからRAHでは、プロのホメオパスを養成すること、HMAあるいは、ARHのホメオパス認定試験に合格できるよう指導することに力がおかれます。日本にプロのホメオパスがいなければ、病気で苦しむ方々をはじめとする日本国民がホメオパシーの恩恵を受けることはありません。ロイヤル・アカデミー・オブ・ホメオパシーはその役割を果たすべく、教育内容のより一層の充実をはかり、日本中にホメオパシーの恩恵を与える担い手の育成に力を注ぎます。また二〇〇五年度には、動物コース開設しアニマルホメオパスを目指すことも可能となりました。

RAH卒業後、HMA、ARHのホメオパス認定試験の日本語での受験資格を得ることができ、合格すると英国政府が認定する英国協会(HMA,ARH)の認定ホメオパスの資格を取得することができます。認定ホメオパスとなると、日本ホメオパシーセンターを開設しホメオパスとして活動することができるようになります。

RAHを認定する機関
☆JPHMA〔日本ホメオパシー医学協会〕認定
☆HMA〔英国ホメオパシー医学協会〕認定
☆ARH〔英国認定ホメオパス連合〕受験資格認定
☆CORH〔英国全ホメオパス統合協会〕容認
☆CPHM〔英国カレッジ・オブ・プラクティカル・ホメオパシー・ミッドランド〕認定

〒151-0066 渋谷区西原3-49-13 ホメオパシージャパン東京本社ビル
TEL:03-5790-8705 FAX:03-5790-8706 Email:rah@homoeopathy.gr.jp URL:http://www.homoeopathy.ac/

■センター 日本ホメオパシーセンター Japanese homoeopathic Center (JPHC)

日本ホメオパシーセンターは、日本ホメオパシーグループ内において健康相談機関としての役割を担い、ホメオパシーにご理解をいただいている「ホメオパシーとらのこ会」の会員の皆様に、国民健康サービスを提供しております。

英国では多くの人々が、心や身体のケアのためにホメオパシーによる健康相談を気軽に利用しています。日本でも、日本ホメオパシー医学協会（JPHMA）と英国ホメオパシー医学協会（HMA）もしくは、英国認定ホメオパス連合（ARH）の認定を受けたホメオパスが、各地で健康相談会を開いています。

日本ホメオパシーセンターは、心身の不調や病気で苦しんでいる方々、赤ん坊、妊婦さん、虚弱な方、女性の問題、男性の問題などなどの問題を抱えている方々が、認定ホメオパスによる健康相談を受け、ホメオパシーによって健康を取り戻すことを目的とした機関です。ご家族の心身の健康のために、企業における社員の健康促進のために、また慢性的な症状でお悩みの方に、認定ホメオパスによる継続的な相談をお薦めいたします。ホメオパシーはその方の全体像をみてゆきますので、直接相談会においでになるのが一番良いのですが、諸事情により直接いらっしゃれない方のために、センター本部では電話相談やお手紙による通信相談も行っております。

ストレスや悩み等を吐き出し、本来の自分らしく生きてゆくために、是非お近くのホメオパシーセンターをご利用下さい。

＊各センターのご案内は、巻末の「日本ホメオパシーセンターのご案内」をご覧下さい

〒151-0061　東京都渋谷区初台 2-1-4 東京センタービル 4F

TEL:03-5352-7750　FAX:03-5352-7751　Email:center@homoeopathy.co.jp

URL:http://www.jphma.org/center/index.html

■啓蒙団体　ホメオパシーとらのこ会　Society of Toranoko

ホメオパシーとらのこ会は、日本ホメオパシー医学協会の認定を受けた会員制の団体で、その役割は、正統なホメオパシーの知識を、それを望む人々に提供することにあります。

ホメオパシー治療にあたって、その理解は大きな鍵となります。ホメオパシーは、症状を抑えて見えなく

してしまうのではなく、自らの力（自然治癒力）を信じ、症状を本来の自分からの声として扱い、レメディーを用いることで心身がこだわりに気づくことにより、症状の全てを押し出すことにあります。時に、奇跡的と思われるような癒しが起こることがありますが、これは全て、私たち一人ひとりが持つ自然治癒力によるものです。ホメオパシーは、健康は自分自身がつくるものであり守るものであるという、当たり前のことを実感し実践していくものでもありますまた、全国のホメオパシーセンターでは、とらのこ会員の方を対象にホメオパシーの健康相談会が行われます。

ホメオパシーの健康相談会を会員制という形で提供しておりますのには、理由があります。日本において、ホメオパシーについての知識が全くないような人でも、自由に相談を受けられるということであれば、まだホメオパシーが一般的には知られておらず、市民権を得ていない現状を考えると、ホメオパシーが誤解される懸念があります。それはクライアントの皆様にとっても残念なことであり、そのためにホメオパシーの信頼を失うことがあれば、尚更残念なことです。現在の日本においては、国が認めていない、そしてまだまだ国民に知られていないホメオパシー療法を、提供する側の責任として、会員制のなかでホメオパシーに理解ある方々へのサービスとして、ホメオパシー療法を提供し、会員の皆様にホメオパシーへの理解を深めていただくよう啓蒙することは、クライアントにとってもホメオパスにとってもとても大切なことであり、責任をもってホメオパシー療法を提供するために必要な措置であると考えております。

ホメオパシーを大切に思い、誤解されることのないようにとの願いから、会員制にてサービスを提供させていただいておりますが、個々のセンターが個別に会員システムの運用を行うことは大変なことであり、この役割を引き受けるべくとらのこ会が発足した次第です。一日も早く、ホメオパシーが市民権を得て、皆がホメオパシーやホメオパシー的考えを理解され、ホメオパシー療法が会員制をとらなくても提供できるようになることを願っております。

尚、会員になられた皆様には、とらのこ会と提携していただいている全国の日本ホメオパシーセンターにおいて、ホメオパシー健康相談を受けることができます。また、機関誌オアシスを購読し、皆さんが自分と家族にホメオパシーを実践する中で、本来の自分を取り戻して頂きたいと願っております。ヨーロッパ等では、伝統医療として、広く認識され実践されているホメオパシーが、日本においても多くの方に紹介され、人々が毎日を健康に、自分らしく生きることに貢献できれば幸いです。

〒151-0066　東京都渋谷区西原 3-49-13　ホメオパシージャパン東京本社ビル
TEL:03-5790-8700　FAX:03-5790-8702　Email:toranoko@homoeopathy.ne.jp
URL:http://www.homoeopathy.co.jp/consultation/toranoko_index.html

■提携クリニック　日本ホメオパシー医学協会提携クリニック　Clinics

日本ホメオパシー医学協会提携クリニックは、日本ホメオパシー医学協会の理念に賛同し、ホメオパシーにご理解をいただいている医師が院長を務めるクリニックです。そこでは、医師の本分である現代医学に基づく検査、治療が行われており、日本ホメオパシーセンターを運営するホメオパスと連携しながら、検査、治療を行う機関として機能しております。

日本ホメオパシー医学協会では、医師の本分とは現代医学に基づく検査、診断、治療であり、クリニックとはそれらを実施する機関であるという正しい法解釈に則り、ホメオパシー治療は日本ホメオパシーセンターで行い、現代医学による治療はクリニックで行うことを明らかにしております。ハーネマンの見解は、「医師たる者、アロパシー（現代医学）をやるのであればアロパシーだけをやり、ホメオパシーをやらないようにしなさい」というものでありました。「もしある時はアロパシーをやり、ある時はホメオパシーをやるということであれば、それは犯罪と呼ぶに値する行為である」という文章も、主著『オーガノン』の中で書いております。

日本ホメオパシー医学協会では、当然のことですが、現代医学も医師も決して否定するものではありません。それは日本国民にとって当然必要な機関であり、必要な職業であると認識しております。ただし、クリニックという名のもとに、あるいは医師という名のもとに、ホメオパシー治療を行うのであれば、それは正しいことにはならないと考えております。ホメオパシー治療を行う者は、認定された職業ホメオパスと呼ばれるべきであり、ホメオパスが活動する場は、日本国が認めるクリニックではないからです。

この日本ホメオパシー医学協会の理念は、決して特別なものではありません。英国国会でも、医師は、医師ホメオパスという名称を使ってはならないとする報告書が提出されました。理由は、国民が混乱するからというものです。実際、ホメオパシーと現代医学ではアプローチが全く正反対です。必要なことは、医師を名乗る者は、その名において自分の本分を全うすることであり、ホメオパスを名乗る者も、同様に、その名において自分の本分を全うすることにあります。医師とホメオパスは異なる職業であり、大切なことは、それぞれが相手の職業を認め、お互いに協力することにあります。
日本ホメオパシー医学協会では、上記の理念に賛同し、本協会と提携を希望するクリニックがありましたら、広く門戸をあけてお待ちしております。＊提携クリニックのご案内は、巻末の「提携クリニック」をご覧下さい。

〒151-0061 東京都渋谷区初台 2-1-4 ホメオパシーセンター本部ビル 4F
TEL:03-5352-7766 FAX:03-5352-7767 URL:http://www.jphma.org/clinic/index.html

■啓蒙・販売 ホメオパシージャパン株式会社 Homoeopathy Japan Co.

ホメオパシージャパン株式会社は、日本ホメオパシーグループ各社から提供される優れた品質の製品、並びに技術やシステムを扱う総合商事会社として、国内はもとより海外の御客様にも、洗練された商品と総合サービスを提供する企業体です。

ホメオパシー療法で使用されるレメディーに関しては、英国ヒリオス社の日本における総販売元として総合的にサービスを提供し、国内産の天然高品質の各種クリームも販売しております。化粧品に関しては、徹底した研究に基づく天然素材の厳選とホメオパシー理論の応用で、御客様の個性を自然美として表現できる商品をご提供いたします。シャンプー、リンス、石鹸、それからハミガキなど、毎日の生活のなかで、自然に喜ばれる商品とサービスをご提供し続けております。ホメオパシージャパン株式会社はホメオパシーグループ内において、日本のホメオパシーの総合商事会社としての役割を担い、ホメオパシー関連商品と総合サービスをご提供いたしております。

業務内容
☆ホメオパシー関連商品の通信販売…各種・レメディー、レメディーキット、クリーム、化粧品、ベイリーフラワーエッセンス、シューマン・ウェーブ・ジェネレーターetc.。
☆ホメオパシー各種講演会・基礎セミナー・各種実践五回コース・海外ホメオパスの講演・他 など開催。
〒151-0066 東京都渋谷区西原 3-49-13 ホメオパシージャパン東京本社ビル
TEL.03-5790-8700 FAX:03-5790-8702 Email:office@homoeopathy.co.jp URL:http://www.homoeopathy.co.jp/

■**商品店舗 ホメオパシックファーマシー** Homoeopathic Pharmacy
ホメオパシックファーマシーは、英国Helios（ヒリオス）社認定 のホメオパシーの専門ショップです。
・ホメオパシックファーマシー東京 〒151-0061 東京都渋谷区初台 2-1-4
Tel:03-5352-7730 Fax:03-5352-7731〈月曜・祝日定休〉
・ホメオパシックファーマシー大阪 〒564-0062 大阪府吹田市垂水町 3-9-9
Tel:06-6368-5352 Fax:06-6368-5354〈月曜・祝日定休〉
・ホメオパシックファーマシー福岡 〒810-0016 福岡市中央区平和 5-13-3
Tel:092-533-6550 Fax:092-533-6552〈月曜・祝日定休〉

■**出版 ホメオパシー出版有限会社** Homoeopathic Publishing Ltd.
本は、新しい未知な世界への窓と言えます。その窓からのぞきこむことで、人はこれまでもっていなかった知識を得て、真実へと向かう自分の足がかりを掴みます。ホメオパシー出版は、日本にホメオパシーが広まり根付くための、多くのしっかりとした窓を提供する出版社です。

とくに「ホメオパシー」という言葉をはじめて耳にする人々に対しては、ホメオパシー医学について正しく、わかりやすく伝える本を作り、ホメオパシーを学ぶ人々には、本当の学びに寄与する教科書や副読本を提供するなど、どのレベルにある方にも有益な出版物を提供してまいります。

過去三〇〇年に近い歴史の中で、世界中で著された数多くのホメオパシー文献を選りすぐり、本当に貴重で価値あるものを選び出して日本国内に提供してまいります。同時に、日本で新たに付け加えられた価値あるホメオパシー研究を正しく活字にとどめ、世界に伝えていく役割も果たして行きたいと考えております。

＊書籍のご案内は、添付の別冊紙をご覧下さい。

〒151-0063　東京都渋谷区富ヶ谷1-14-12 ホメオパシービル1F
TEL:03-5790-8707　FAX:03-5790-8708　Email:info@homoeopathy-books.co.jp
URL:http://www.homoeopathy-books.co.jp

■研究所　ホメオパシー研究所株式会社　Institude of Homoeopathy Co.

ホメオパシー理論に基づいた考え方のもとに、天然素材を厳選した化粧品などの本当に良い価値ある商品を開発する役割を担っております。英国ヒリオス社、英国ジョンディブラック社、ドイツバイオプラントール社と技術提携をしております。

全国ホメオパシーセンターのご案内（二〇〇五年八月現在）

英国では数多くの方が、病気が症状として現れる前のいわば「未病」のうちに治すために、心や体のケアとして月一回の割合でホメオパスに相談しています。日本でも、心の悩みや人生の苦しみなどを吐き出し、日々を楽しく、そして本来の自分らしく生きるために、お近くのセンターをぜひご活用ください。

＊詳細については各センターにお問い合せください。留守電になっております場合は、折り返しご連絡させて頂くシステムになっているセンターもございますのでメッセージをお願いします。
＊日本ホメオパシーセンター内でのホメオパシー健康相談会は会員制で行われています。ご希望の方は「ホメオパシーとらのこ会」にご入会下さい。
＊〔★〕はホメオパシージャパン代理店も兼ねるホメオパシーセンターです。本部センター以外の代理店に関しましては、ご来店の場合は事前に、営業日時や商品の在庫があるかどうか等を予めお問合せください。留守電になっております場合は、折り返しご連絡させて頂くシステムになっている代理店もございますのでメッセージをお願いします。

東京本部センター★〔＋ホメオパシックファーマシー〕センター長：片桐航
由井寅子・岡本祥子・堀田峰雄・上村悦子・松森邦子・片山久絵・川瀬裕子・村上寿美代・渡部素子・最上早苗・居初美佐子・関根千加・竹内順一
〒151-0061　東京都渋谷区初台2-1-4　ホメオパシーセンター東京本部ビル
Tel:03-5352-7750　Fax:03-5352-7751〈月曜・祝日定休〉

大阪本部センター★〔＋ホメオパシックファーマシー〕センター長：麻野輝恵
由井寅子・堀田ヒロミ・宗真吏・大野麻希子・山内知子
〒564-0062 大阪府吹田市垂水町 3-9-9 ホメオパシージャパン大阪支社
Tel:06-6368-5352　Fax:06-6368-5354　〈月曜・祝日定休〉

福岡本部センター★〔＋ホメオパシックファーマシー〕センター長：古園井成子
由井寅子・大谷節美・岸本勝季・宮崎由美・増田由紀子・備後友子
〒810-0016 福岡市中央区平和 5-13-3 ホメオパシージャパン福岡支社
Tel:092-533-6550　Fax:092-533-6552　〈月曜・祝日定休〉

岩手一関★ 本江眞弓
〒021-0902 一関市荻荘金ケ崎 49-1　Tel:0191-32-1013　Fax:0191-32-1012

埼玉日進★ 大場玲子
〒331-0823 さいたま市北区日進町 2-171 コスモ大宮日進 304 号　Tel&Fax:048-654-4665

埼玉川口★ 川島房子
〒332-0026 川口市南町 1-13-25-106 RanRanRan　Tel&Fax:048-241-2144

埼玉草加 鳥海和子
〒340-0056 草加市新栄町 761　Tel&Fax:048-942-0289

埼玉深谷 大山眞知子
〒366-0052 深谷市上柴町西 4-17-14　Tel&Fax:048-574-5579

埼玉松伏★ 横川康幸
〒343-0106 北葛飾郡松伏町大川戸 977　Tel&Fax:048-991-7800

埼玉日高★ 松尾敬子
〒350-1255 日高市武蔵台 1-3-5　Tel&Fax: 042-982-5665

千葉船橋★ 佐藤陽子
〒274-0063 船橋市習志野台 5-19-5　Tel&Fax:047-462-6288

千葉市川★ 鈴木久志　携帯:090-2936-0875

板橋西台★ 中村良浩
〒175-0045 板橋区西台 2-6-31-2F やすらぎの森　Tel:070-6644-1089　Fax:03-3559-9812

江戸川南小岩★ 鈴木由美&佐藤陽子
〒133-0056 江戸川区南小岩 6-15-28 オフィスラベンダー　携帯:080-1010-3664　Fax:03-3673-2361

大田久が原★ 渡辺明子
〒146-0085 大田区久が原 5-27-3 Being　Tel&Fax:03-3754-7332　携帯:090-5787-9383

品川北品川★ 下辺利恵子
〒141-0001 品川区北品川 5-8-6-102　Tel&Fax:03-5420-1879

渋谷神宮前 樋畑麻子

渋谷代官山 岡部豊美
〒150-0034 渋谷区代官山町 13-6　Tel&Fax:03-3477-2563

墨田両国 坪田あやこ　Tel&Fax:03-3829-2088

世田谷尾山台 松下扶美子
〒158-0086 世田谷区尾山台 2-7-14　Tel:03-5706-3389　Fax:03-3704-1465

世田谷奥沢★ 荒年郎
〒158-0083 世田谷区奥沢 5-2-3-103 Cosmic Relaxation Network　Tel&Fax:03-5701-5838

中央銀座　ウマラニカ千鶴
〒104-0061 中央区銀座 6-6-1 銀座風月堂ビル 5F 銀座ビジネスセンター内　Tel&Fax:03-5793-1304

豊島池袋　南陽子
〒171-0022 豊島区南池袋 3-13-9 ビスハイム池袋 1105 サウスシーホロスコープ。　Tel:070-5462-2989

豊島駒込　鈴木由美
〒114-0024 北区西ヶ原 1-58-1　Tel&Fax:03-3910-0588

杉並阿佐ヶ谷★ 南
〒166-0004 杉並区阿佐ヶ谷　Tel:03-3313-3186　携帯:090-4624-8589

東京八王子★ 上嶋伸子
〒192-0907 八王子市長沼町 104-2　Tel&Fax:0426-36-5456

東京吉祥寺　南陽子
〒180-0004　武蔵野市吉祥寺本町 1-20-1 吉祥寺永谷シティプラザ 704 サウスシーホロスコープ。　携帯 070-5462-2989

横浜都筑★ 原田(猪狩)有美
〒224-0007 横浜市都筑区荏田南 5-18-14 横山マンション荏田南 V 301 Baby Angel
Tel&Fax:045-943-4961　携帯:090-6790-4454

横浜鶴見　佐藤千恵子
〒230-0077 横浜市鶴見区東寺尾 3-24-45-306 グリーンヒルズ東寺尾　Tel&Fax:045-583-5899

神奈川逗子　服部牧
〒249-0005 逗子市桜山 9-2-39　Tel:046-872-6911

神奈川茅ヶ崎　岩本てるみ
〒253-0072 茅ケ崎市今宿 360-3-2-402　Tel&Fax:0467-83-0052

神奈川つきみ野　石川美樹
〒242-0002 大和市つきみ野 8-14-3 スカイハイツ 813　Tel&Fax:046-208-0480

神奈川厚木　林香奈
〒243-0018 厚木市中町 4-12-10 グリーンフィル 301　Tel&Fax:046-222-1755

川崎稲田堤★　荒年郎
〒214-0003 川崎市多摩区菅稲田堤 3-4-1 稲田助産院内
＊お問い合わせは世田谷奥沢センターまでお願いします。

鎌倉七里ヶ浜　熊澤伸浩
〒243-0018 厚木市中町 4-12-10 グリーンフィル 301　Tel&Fax:046-222-1755

新潟阿賀野★　井上真由美
〒959-1923 阿賀野市勝屋 918-72　Tel:0250-61-2727　Fax:0250-61-2728

新潟長岡★　南
〒940-0062 長岡市大手通 2-4-3-1F 自然派専科 CONA　Tel&Fax:0258-37-8277　携帯:090-4624-8589

新潟河渡★　須藤悦子
〒950-0024 新潟市河渡 2-3-28 メンタルリンク　Tel:025-272-9101　Fax:025-272-9102

石川金沢★　森博康
〒921-8062 金沢市新保本 4-66-1 ひまわりほーむ 2F㈱創環　Tel:076-269-1015　Fax:076-269-1018

福井武生★　大野真奈美
〒915-0051 武生市帆山町 19-13-8 ナチュラルメディケア　Tel:0778-22-5228　Fax:0778-21-1583

福井鯖江　杉谷やす子
〒916-0046 鯖江市横江 1-2-5 T. s one203 号　携帯:090-2039-1555　Fax:0778-42-0044

山梨南アルプス　深沢一政
〒400-0226 南アルプス市有野 2855　Tel&Fax:055-285-6464　携帯:090-44308-394

岐阜長良★　高田乃梨子
〒502-0056 岐阜市長良真生町 1-2-1 レジデンスまさきN棟 601 号　Tel&Fax:058-296-3086

静岡函南★　原萌萌子
〒419-0114 田方郡函南町仁田 333-12　Tel&Fax:055-978-3804

静岡熱海★　髙橋和子
〒413-0016 熱海市水口町 11-22　Tel&Fax:0557-81-1100　携帯:090-3222-5123

静岡浜松　本康優子
〒430-0852 浜松市領家 1-7-30 カレー処ヤサカ内　Tel&Fax:053-463-1308

名古屋中　阪口恭子
〒460-0012 名古屋市中区千代田 2-4-28 アーバニア上前津東 801　Tel&Fax:052-251-2326

名古屋名東★　大野麻希子
〒465-0013 名古屋市名東区社口 1-101 アンソレイエ A　携帯:090-6480-9711

愛知豊田　石神希保
〒471-0863 豊田市瑞穂町 1-1-1　Tel:0565-35-1266　Fax:0565-35-0879

愛知岩倉★　高田乃梨子　（代表 桑山ひとみ）
〒482-0031 岩倉市八剱町渕之上 4 番地　Tel&Fax:058-766-1956

京都左京★　金岡秀年
〒606-0903 京都市左京区松ヶ崎西桜木町 62　Tel:075-702-0567

京都吉田★　鷹巣千恵子
〒606-8315 京都市左京区吉田近衛町 15-5　Tel&Fax:075-752-0634

大阪新大阪★ 秋岡多江
〒533-0033 大阪市東淀川区東中島1-19-11 大城ビル302 Tel:06-6322-1230 Fax:06-6326-5178
大阪四天王寺★ 宗真吏
〒543-0072 大阪市天王寺区生玉前町5-11 メゾン・プチボワ501 Tel&Fax:06-6773-2969
大阪茨木★ 勝原則子
〒567-0831 茨木市鮎川 Tel:072-633-3824
兵庫尼崎★ 今村美雪
〒661-0022 尼崎市尾浜町2-12-37 Tel&Fax:06-6429-2856
神戸元町 佐佐木美弥子
〒650-0012 神戸市中央区北長狭通3-11-15 モダナークファームカフェ Fax:078-391-3067 携帯:080-5334-3850
和歌山かつらぎ 深尾一絵
〒649-7171 伊都郡かつらぎ町大藪316-1 Tel&Fax:0736-22-8444
岡山熊山★ 松本茂美&松本夏美
〒709-0721 赤磐郡熊山町桜が丘東6-6-382 Tel&Fax:08699-5-3099
広島古江★ 増田敦子
〒733-0822 広島市西区庚午中3-4-10 ビューハイツ301 Tel:082-271-4645 Fax:082-271-4701
広島佐伯★ 酒匂篤
〒731-5128 広島市佐伯区五日市中央3-16-31 笹原ビル402 Tel&Fax:082-921-5825 携帯:090-7132-1756
広島楽々園★ 沖増和美
〒731-5136 広島市佐伯区楽々園5丁目18-8 Tel&Fax:082-924-6181
徳島鳴門★ 松村亮一
〒772-0032 鳴門市大津町吉永251-6 リアリゼーションスペースアンアンディーノ Tel&Fax:088-685-1772 携帯:090-1574-7006

徳島鳴門北★ 渡邊奈美
〒772-0051 鳴門市鳴門町高島字北 380-225 Tel&Fax:088-687-2530

福岡久留米★ 古園井成子
〒830-1113 久留米市北野町大字中 102-3 Tel&Fax:0942-78-6887

福岡前原★ 大谷節美
〒819-1123 前原市神在 1387-2 神在動物医院 Tel:092-321-0454 Fax:092-321-0459

福岡薬院★ 森下由紀子
〒810-0022 福岡市中央区薬院 1-6-36 ニューライフ薬院 504 Tel&Fax:092-716-0335

佐賀唐津★ 櫻井美穂&中村あゆみ
〒847-0022 唐津市鏡字生駒 2666-12 山﨑クリニック Tel:0955-77-6555 Fax:0955-77-6556

長崎平戸 森(宮崎)由美
〒859-4824 平戸市田平町小手田免 531-2-A-3 Tel&Fax:0950-57-3400

熊本尾ノ上★ 下田眞佐夫
〒862-0913 熊本市尾ノ上 2-7-23 Tel:096-383-6629 Fax:096-383-6645

熊本出水★ 高橋泰三&山下眞智子
〒862-0941 熊本市出水 1-5-44 サフラン水前寺 602 号室 ホメオパシーの杜 Tel&Fax: 096-373-6740

熊本武蔵ヶ丘★ 宮崎日出子
〒862-8001 熊本市武蔵ヶ丘 2-22-18 Tel&Fax:096-338-8400 携帯:090-5384-9775

大分★ 秦昭二
〒870-0834 大分市上野丘西 23-19 Tel&Fax:097-545-8833

沖縄浦添★ 鈴木陽子
〒900-0012 那覇市泊 1-4-10 ライオンズマンション泊第八 603 号 Tel&Fax:098-868-3338

沖縄宜野湾★ 諸喜田睦子
〒901-2206 宜野湾市愛知25 グリーンプラザ愛知201 Tel:098-892-9118 携帯:090-3793-6780

沖縄具志川★ 伊禮伸子
〒904-2215 うるま市みどり町3-20-4 いれいはり・きゅう院 Tel&Fax:098-973-3193

宜野湾上原 外間涼子
〒901-2204 宜野湾市上原1-18-6-2 Tel&Fax:098-892-6261 携帯:090-9594-5911

那覇久場川 宮里マチ子
〒903-0804 那覇市首里石嶺町3-17-3 Tel&Fax:098-885-6759

米国ペンシルベニア州 木下裕美子
130Farmstead Lane,143, State College, PA 16803-3369, USA Tel&Fax:＋1-814-867-0535 携帯:＋1-814-880-5245

〈提携クリニック〉

佐賀｜山﨑クリニック★ 山﨑実好医師
〒847-0022 唐津市鏡字生駒2666-12 Tel:0955-77-6555 Fax:0955-77-56

熊本｜青葉病院 高橋泰三医師
〒861-4225 下益城郡城南町東阿高778-20 Tel:0964-28-5151 Fax:0964-28-5296

福岡｜増田整形外科内科医院 増田由紀子医師
〒813-0013 福岡市東区香椎駅前2-11-15 Tel:092-681-3831 Fax:092-661-7867

〈提携動物クリニック〉

岩手―ほんご動物病院★ 本江眞弓獣医師
〒021-0902 一関市萩荘金ケ崎 49-1 Tel:0191-32-1013 Fax:0191-32-1012

岩手―たんぽぽ動物病院 関妙子獣医師
〒020-0832 盛岡市東見前 8-20-5 Tel&Fax:019-614-2323

東京・港区―動物病院 NORIKO 宮野のり子獣医師
〒106-0045 港区麻布十番 2-6-4 Tel:03-3405-4155 Fax:03-3403-7162

東京・台東区―シンシアペットクリニック 高橋友子獣医師
〒111-0033 台東区花川戸 2-3-11 Tel:03-3847-6083 Fax:03-3847-6085

東京・小平市―アカシア動物病院 清水紀子獣医師
〒187-0042 小平市仲町 210-2-101 Tel:042-343-9219 Fax:042-342-5340

東京・江戸川区―みなみこいわペットクリニック★ 杉本恵子獣医師
〒133-0056 江戸川区南小岩 6-15-28 Tel:03-3673-2369 Fax:03-3673-2361

神奈川―Yumi holistic Veterinary clinic★ 坂内祐美子獣医師
〒245-0053 横浜市戸塚区上矢部町 3004-7 Tel&Fax:045-811-9735

福岡―神在動物医院★ 大谷節美
〒819-1123 前原市神在 1387-2 Tel:092-321-0454 Fax:092-321-0459

〈提携助産院〉

東京―鴨原助産院★ 鴨原操助産師
〒170-0012 豊島区上池袋 4-31-28 プラウドシティ上池袋 202 号 Tel:090-2325-4734

大阪―かつはら助産院★ 勝原則子助産師

〒567-0831 茨木市鮎川 Tel:072-633-3824
熊本―宮崎助産院★ 宮崎日出子助産師
〒862-8001 熊本市武蔵ヶ丘 2-22-18 Tel&Fax:096-338-8400
沖縄―しゆり助産院★ 諸喜田睦子助産師
〒901-2206 宜野湾市愛知 25 グリーンプラザ愛知 201 Tel&Fax:098-892-9118

〈提携鍼灸治療院〉
東京―片山明子の鍼灸治療室パレアナ★ 片山明子鍼灸師
〒177-0054 練馬区立野町 27-4 Tel&Fax:03-3928-7581
東京―堀田はりきゅう療院 堀田鍼灸師
〒180-0022 武蔵野市境 2-17-8 メゾン武蔵野 107 Tel&Fax:0422-55-5428
福岡―治療室ナカムラ 中村あゆみ鍼灸師
〒811-3114 古賀市舞の里 1-9-16 Tel&Fax:092-942-7712
沖縄―いれいはり・きゅう院 伊禮伸子鍼灸師
〒904-2215 うるま市みどり町 3-20-4 Tel&Fax:098-973-3193

〈提携歯科クリニック〉
東京―坂井歯科医院 坂井歯科医師
〒157-0064 世田谷区給田 3-27-18 Tel:03-3300-3711
※必ずご予約の上ご来院ください。ホメオパシーに関する質問はご遠慮ください。
京都―佐々木歯科医院 佐々木加枝歯科医師
〒615-8035 京都市西京区下津林芝ノ宮町 17 Tel:075-391-1460
※必ずご予約の上ご来院ください。ホメオパシーに関する質問はご遠慮ください。

〈提携指圧整体治療院〉

東京―清心堂治療院　清水敬司指圧師整体師
〒187-0042　小平市仲町 210-2-202　Tel&Fax:042-347-0169

福岡―森本整体治療院★　森本美枝子整体師
〒814-0104　福岡市城南区別府 5-8-3　Tel&Fax:092-846-3033

〈上記★印のセンター・提携クリニック以外の代理店〉

山形―自然なお産・育児・暮らし MOM★　松浦真弓
Fax:020-4668-0214　homoeopathy@mom-jp.org

宮城―Natural cafe/　ROUTE99★　高橋阿津子
〒981-3212　仙台市泉区長命ヶ丘 3 丁目 31-1　Tel&Fax:022-777-5705

神奈川―スターチャイルド★　星川美智子
〒243-0406　海老名市国分北 1-4-1　Tel&Fax:046-231-1818

神奈川―アプサラホリスティックケア★　斉藤雪乃
〒231-0868　横浜市中区石川町 1-1　カーサ元町 705　Tel&Fax:045-662-1456

兵庫―西宮代理店★　堀口淑子
兵庫県西宮市　Tel:0798-72-6239　Fax:0798-72-6191

福岡―九州ボンテン㈱★　岸本勝季
〒810-0001　福岡市中央区天神 2-3-35 新和ビル 2F　Tel:092-761-4634　Fax:092-761-4766

監訳者紹介

由井寅子（ゆい・とらこ）

■ Ph.D.Hom（ホメオパシー博士）■ FHMA（HMA 名誉会員）■ HMA・ARHHom（HMA・ARH 認定ホメオパス）■ FCPH（CPH 名誉会員）■ JPHMA 会長 ■ RAH 学長 ■ D.C.Hom.（クリニカルホメオパス）

一九五三年、愛媛県生まれ。日本で十年間ドラマ・ドキュメンタリー作り、英国で五年間報道担当として、戦争、天災、飢餓、事故などの特集に関わり、世界中を駆け巡る。三三歳のとき潰瘍性大腸炎を患う。万策尽きたとき、ホメオパシーと運命的な出会いがあり、ホメオパシー治療で劇的に改善するという体験をする。

その後、リージェントカレッジのホメオパシー科入学、クラシカルホメオパシーのみでの勉強に限界を感じ、翌年カレッジ・オブ・プラクティカル・ホメオパシー（CPH）に二年目から編入、恩師ロバート学長※1と出会う。

三年間の学究生活を終え、卒業後、英国政府認定の英国ホメオパシー医学協会（HMA）によるホメオパス認定試験に合格し、HMA 認定ホメオパスとなる。言葉の壁を乗り越えて努力した日本人初の認定ホメオパスとして「スペシャルアワード」を授与される。英国にて由井ホメオパシークリニックを開設し、ホメオパスとして活動を開始する。また、更に深くホメオパシーを学ぶべく、CPH の大学院（二年間）に進学する。この年、CPH に大学院の教授として招聘された恩師ネルソン博士※2と出会い、徹底的な英才指導を受ける。この間、大学院で勉学に励むとともに、ホメオパスとして活動する。大学院卒業後、ホメオパスとして精力的に活動を始め、数多くの臨床経験を積む（英国在住の日本人やイギリス人をはじめ、ほかのヨーロッパの国々からも患者が来て診療に明けくれる日々が続く）。

■一九九七年四月、日本に本格的なホメオパシーの学校、HMA認定ロイヤル・アカデミー・オブ・ホメオパシー(RAH)を創設し、ホメオパシーの教育に全力を注ぎはじめる。

■一九九八年一月、日本で初めてのホメオパシー団体である日本ホメオパシー医学協会（JPHMA）を設立し、会長として、日本におけるホメオパシー医学の正しい普及と発展のためにこれに関する知識と情報の交流ならびにその研究の推進を図るとともに国際協力に努め、広く社会に貢献することを目指し、活動を開始する。

■二〇〇〇年四月、これまでの功績が高く評価されHMAの名誉会員となる。

■二〇〇一年五月、インターナショナルメディカルユニバーシティー(本部スイスジュネーブ)から国際法に基づいた、ホメオパシー博士の学位を取得する。

■二〇〇二年三月、CPHの名誉会員となる。

■『看護のための最新医学講座(全三六巻)』の中の第三三巻『代替医療』の中の「ホメオパシー」を執筆、好評を得る。

■二〇〇二年十月、HMAフェローシップの記念プレートを頂く。

■二〇〇三年十月、ARH（英国認定ホメオパス連合）認定ホメオパスとなる。

■二〇〇四年七月、Lotus Health Institute会長ロビン・マーフィー氏よりディプロマを授与される。

※1ロバート学長…クラシカル、プラクティカルを問わず、現代英国ホメオパシーの基礎をつくったカリスマ的人物。

※2ネルソン博士…一八歳でアポロ計画に参加し、映画でおなじみのアポロ一三号の危機的状況において、アポロ一三号の軌道計算を見事にやってのけた輝かしい経歴を持つ天才科学者。医学博士・数学者・生化学者・電子情報技術者。医学、数学、心理学、量子力学、海洋学、国際法の博士号をアメリカの五つの大学で修得。ホメオパス、鍼灸、カイロプラクティックの有資格者。QX-SCIO（スキヨ）開発者。

主要な講演一覧

■一九九六年七月　自然治癒力の会主催で、講演を行う。

■一九九六年一一月　ホリスティック医学協会主催で、東京医科大学にて講演を行う。

■一九九七年一一月　ホリスティック医学協会・九州支部に招かれ、講演を行う。

■一九九八年七月　九州大学医学部にて、英国ヒリオス社社長のモーガン氏とジョイント講演を行う。

■一九九八年一一月　国会議事堂内で国会議員の方々を前に、初のホメオパシーの講演を行う。

■一九九九年三月　東芝本社にてホメオパシーの講演を行う。

■二〇〇〇年五月　第一回日本ホメオパシー医学大会でケースを発表する。（以下毎年発表）

■二〇〇〇年五月　第六回日本ガンコンベンションにて、ホメオパシー講演とガンのケース紹介を行う。

■二〇〇〇年七月　聖マリアンナ医科大学にてホメオパシーの講演を行う。

■二〇〇〇年一一月　大阪千里の阪急デパートのイベントとして、ホメオパシー講演を行う。

■二〇〇二年一〇月　英国HMAコンファレンスで日本におけるホメオパシーの現状「医原病とホメオパシー」を発表。

■二〇〇三年一一月　英国HMAコンファレンスでバイタルエレメントを中心にヤロトジェニックマヤズムがある慢性疾患を治癒するための三つの方法など、斬新なホメオパシー理論を発表する。

■二〇〇三年一一月　英国婦人会主催でホメオパシー講演を行う。

■二〇〇四年二月　社団法人日本助産師会東京都支部主催でホメオパシー講演を行う。

■二〇〇四年五月　第五回日本ホメオパシー医学大会にてビーシージーを用いた一三名の臨床結果と分析を発表。

■二〇〇五年七月　第六回日本ホメオパシー医学大会にて癌と難治におけるホメオパシー的アプローチを発表。

■二〇〇五年八月　大阪府助産師会・助産所部会主催で鴫原先生と一緒にホメオパシー・バース講演を行う。

■二〇〇五年八月　スピリチュアルコンベンション（神戸）にてホメオパシー講演を行う。

<ホメオパシー講演録2>
ハーネマン生誕 250 周年記念・第 5 弾
由井寅子の予防接種と医原病入門
2005 年度ホメオパシーキッズトラウマ基礎セミナー録出

2005 年 11 月 20 日　初版第 1 刷発行

著　者　由井寅子（Ph.D.Hom）
装　丁　ホメオパシージャパン（株）
発行所　ホメオパシー出版（有）
〒151-0063 東京都渋谷区富ヶ谷 1-14-12
電話：03-5790-8707　　FAX：03-5790-8708
U R L　http://www.homoeopathy-books.co.jp/
E-mail　info@homoeopathy-books.co.jp

Printed in Japan
ISBN4-946572-61-9　C3047
落丁・乱丁本は、お取り替えいたします。